수면 투자

하버드 최고의 수면법

✦ 마음과 뇌를 정비하고 최고의 잠을 누리는 습관 ✦

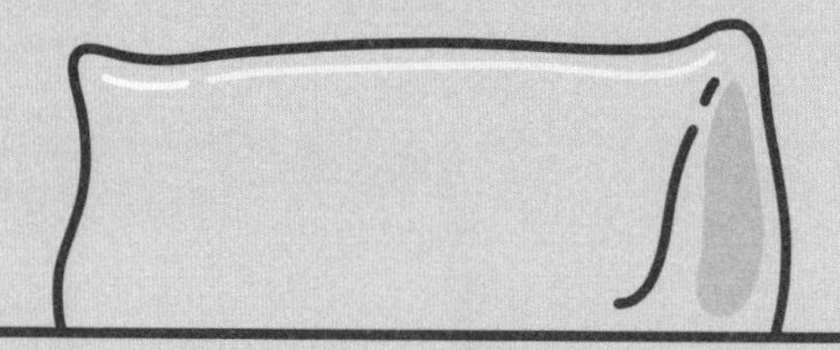

수면 투자

하버드 최고의 수면법

다나카 카나타 지음 | 장은정 옮김

 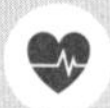 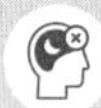 

예문아카이브

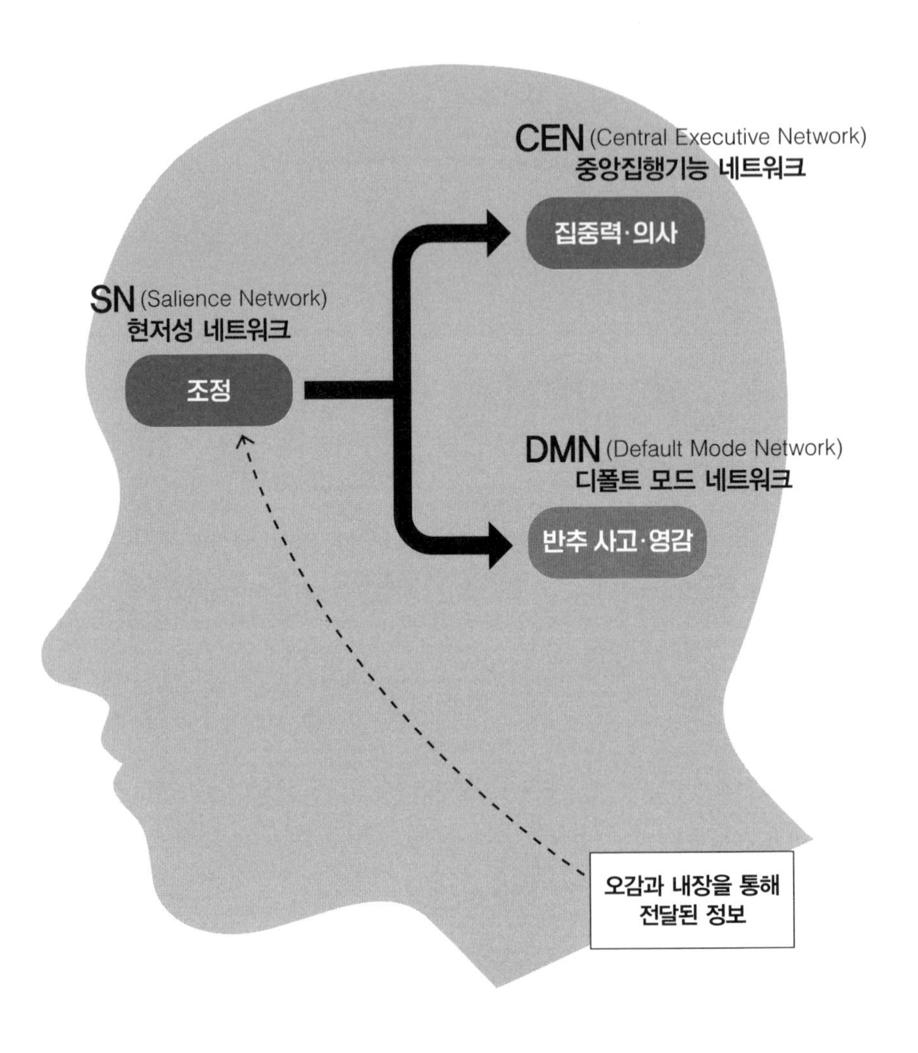

개인의 능력을 높이는 열쇠는

뇌의 신경 네트워크 조정이다.

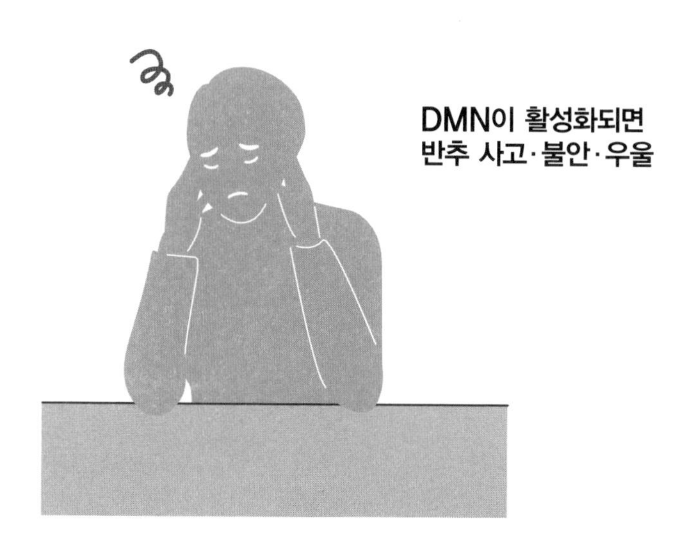
DMN이 활성화되면
반추 사고·불안·우울

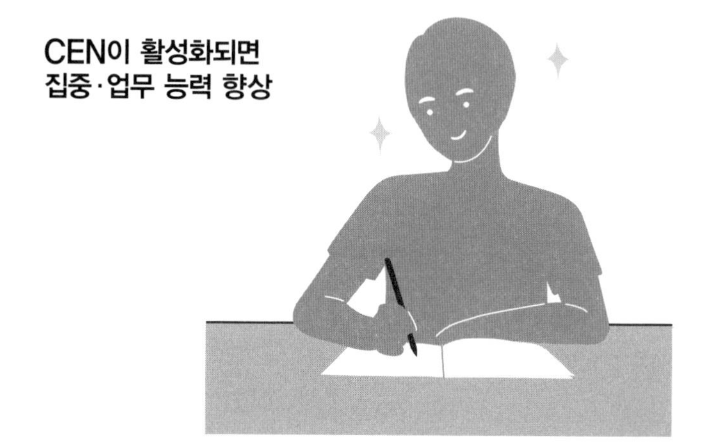
CEN이 활성화되면
집중·업무 능력 향상

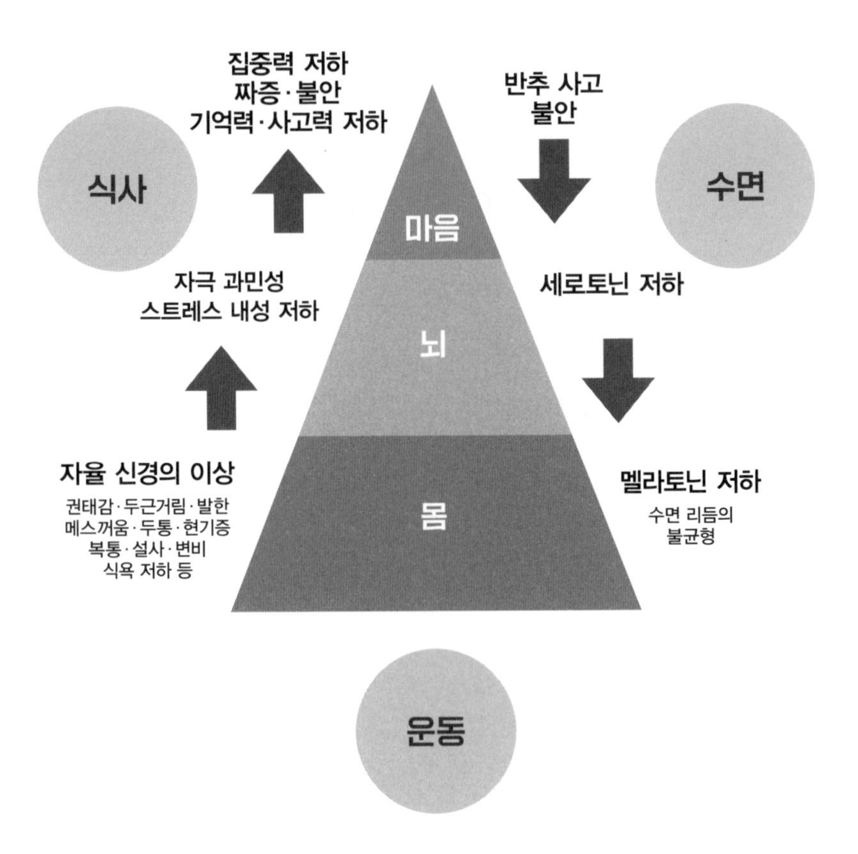

수면 · 식사 · 운동 이 세 가지가 바로잡히면

마음 · 뇌 · 몸의 균형이 살아난다.

수면 투자1 수면법

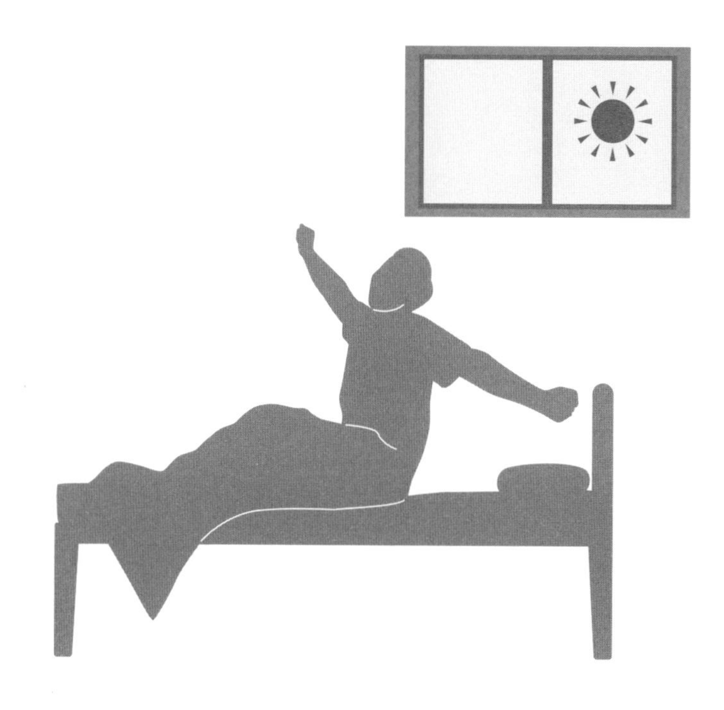

모든 문제는 수면에서 나타난다. 수면 리듬을 찾으면 스트레스에 굴하지 않는 건강한 몸을 만들 수 있다.

수면 투자 2 식사

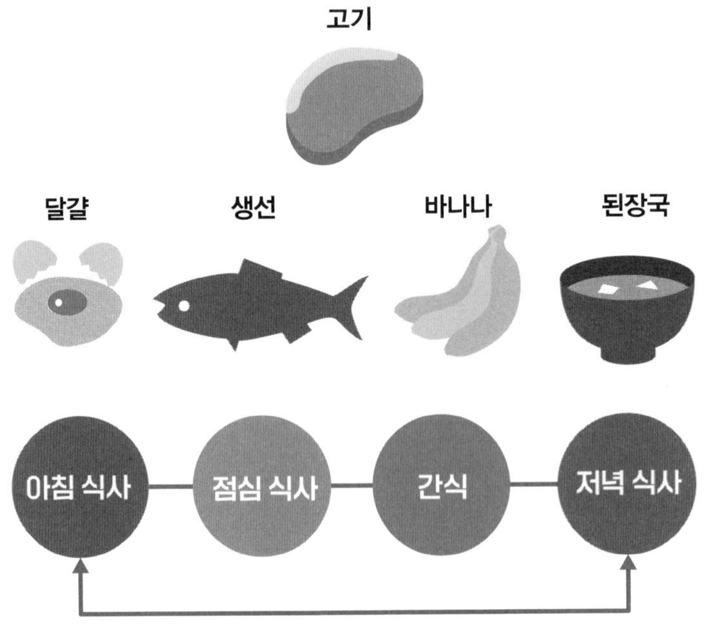

멜라토닌의 원료가 되는 트립토판이 풍부한 음식을
하루의 체온 변화에 맞춰 나누어서 먹는다.

수면 투자 3 운동

15초 마인드풀니스

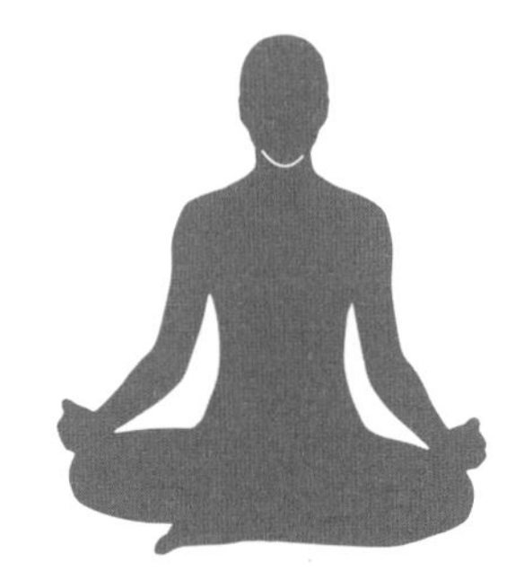

아침 저녁
15분 빨리 걷기

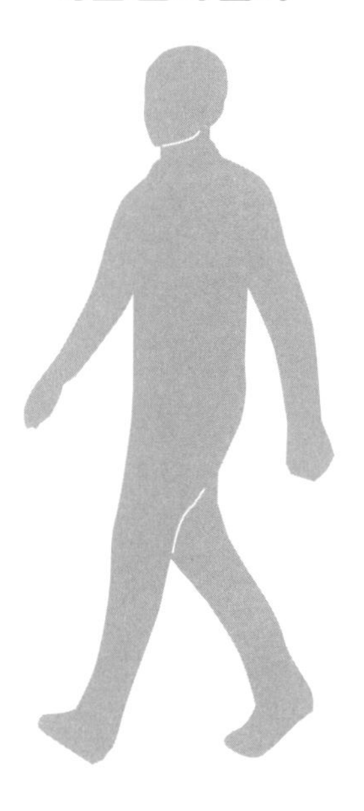

어깨 스트레칭

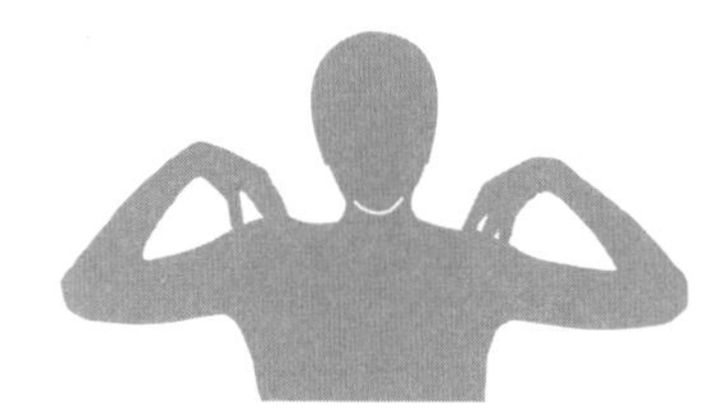

22.5 Ex/주 이상을 목표로 운동하면
세로토닌이 분비되어 뇌 속 신경 네트워크가 정비된다.

수면 투자 4 **뇌 사용법**

일상을 루틴화한다

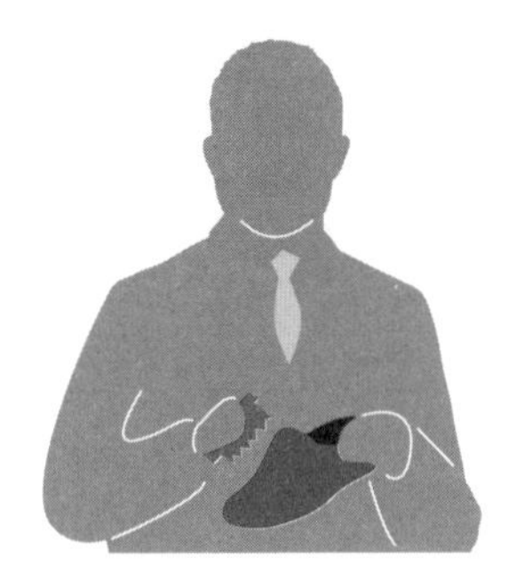

큰일은 분할하여
조금씩 한다

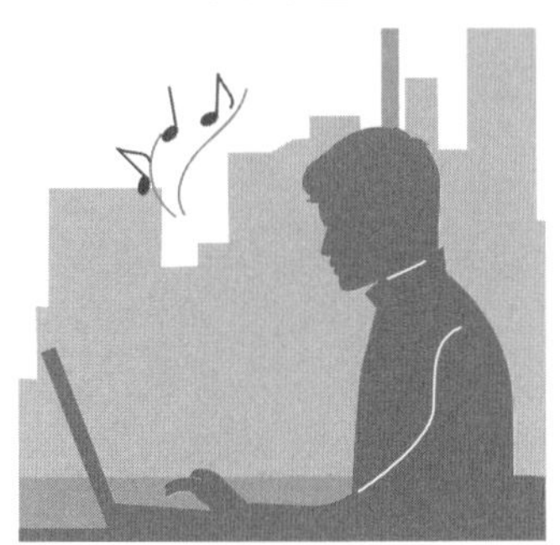

바쁠수록 의도적으로 휴식한다

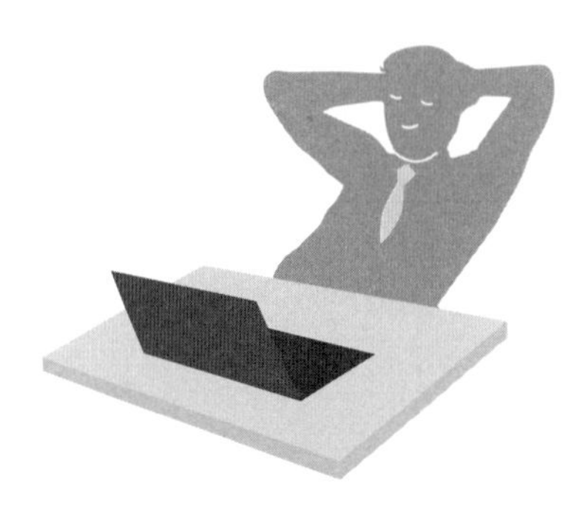

수면 투자로 뇌의 피로를 없애고, 바쁜 일상 속에서도
최고의 컨디션을 유지할 수 있다.

들어가며

잠을 제대로 자면 삶이 달라진다

'잠이 보약'이라는 것은 누구나 안다. 하지만 바쁜 현대인은 늘 수면 부족에 시달린다. 그렇기에 TV나 인터넷 기사 할 것 없이 수면에 대한 정보가 넘쳐나고 있다.

해외 사례를 보면 학교나 직장에서 수면 교육이 보편적으로 이루어지고 있는 곳도 있지만 아직 우리는 그렇지 못하다. 수면 전문가인 의사들조차도 의학부 교육 과정 중 수면에 대해서는 수면 질환이나 약물 치료 중심으로만 이루어지고 있다. 수면과 일상생활이 어떻게 얽혀 있는지, 어떻게 해야 수면의 질이 높아지는지에 대한 교육은 거의 이루어지지 않고 있는 것이다.

요 몇 해 사이 '건강 경영'이라는 개념이 확산되면서 일부 기업에서는 신입사원이나 임직원 연수에서 수면 교육을 실시하고 있다. 산업의로서 수면 교육 강의를 많이 하다 보면, 일하는 사람들은 거의 모두 몸 상태가 좋고 나쁘고를 떠나 '수면이 중요하다, 개선해야 한다'는 문제의식을 강하게 갖고 있음을 현장에서 피부로 느끼고 있다.

이와 같이 수면에 대한 기본 정보나 잠을 잘 자는 방법에 대해 배울 기회가 거의 없기 때문에 사람들은 대개 수면에 문제가 생기면 병원으로 달려가 수면제로 해결하려 한다. 수면제는 단기적으로는 큰 도움이 되지만, 어떻게 자신의 '수면력'을 되찾을 것인가에 대한 올바른 교육이 이루어지지 않은 상태에서 수면제만 계속해서 먹다가 결국 끊지 못하는 상태에까지 이른 사례도 적잖이 봐 왔다.

수면법을 제대로 알고 실천만 해도 뇌 기능이 향상된다. 나아가 멘털이 약해지지 않는 몸을 만들어 주는 데 중요한 역할을 한다. 일찍 자고 일찍 일어나기, 매 끼니마다 같은 시간에 영양의 균형이 잡힌 식사하기, 규칙적인 운동, 야근 없는 일상 등과 같이 우리가 흔히 말하는 이상적인 생활상이 있다 한들, 바쁜 하루하루를 보내고 있는 많은 이들에게는 그다지 현실적이지 않다. 누구에게나 일이 바쁠 때가 있고, 특별한 사정으로 밤을 새우기도 한다. 음식이 맛있어서 과식하는 일도 생기는 법이다.

수면 투자는 '밤'에 하는 수면뿐 아니라 '하루' 동안의 식사 내용과 타이밍, 운동 등 몸을 움직이는 법, 일을 할 때 뇌를 쓰는 방식 등과 관련되어 있다. 과중한 업무로 무리하게 일하다 수면 리듬이 깨지기 쉬운 직장인도 수면, 식사, 운동, 뇌 사용 등 분산 투자를 하는 식으로 업무 능력을 유지할 수 있다.

건강 경영이 주목받는 오늘날 직장인에게 수면에 대한 상식은 반드시 필요하다. 질 좋은 수면이 행복한 인생을 만든다. 그럼 이제부터 수면 투자에 대해 자세히 알아보자.

차례

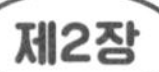

꿀잠이 꿀잼 인생을 만든다

제3장

최고의 수면 투자 1 수면법

제4장

최고의 수면 투자 2 식사

제5장

최고의 수면 투자 3 운동

제6장

최고의 수면 투자 4
뇌 사용법

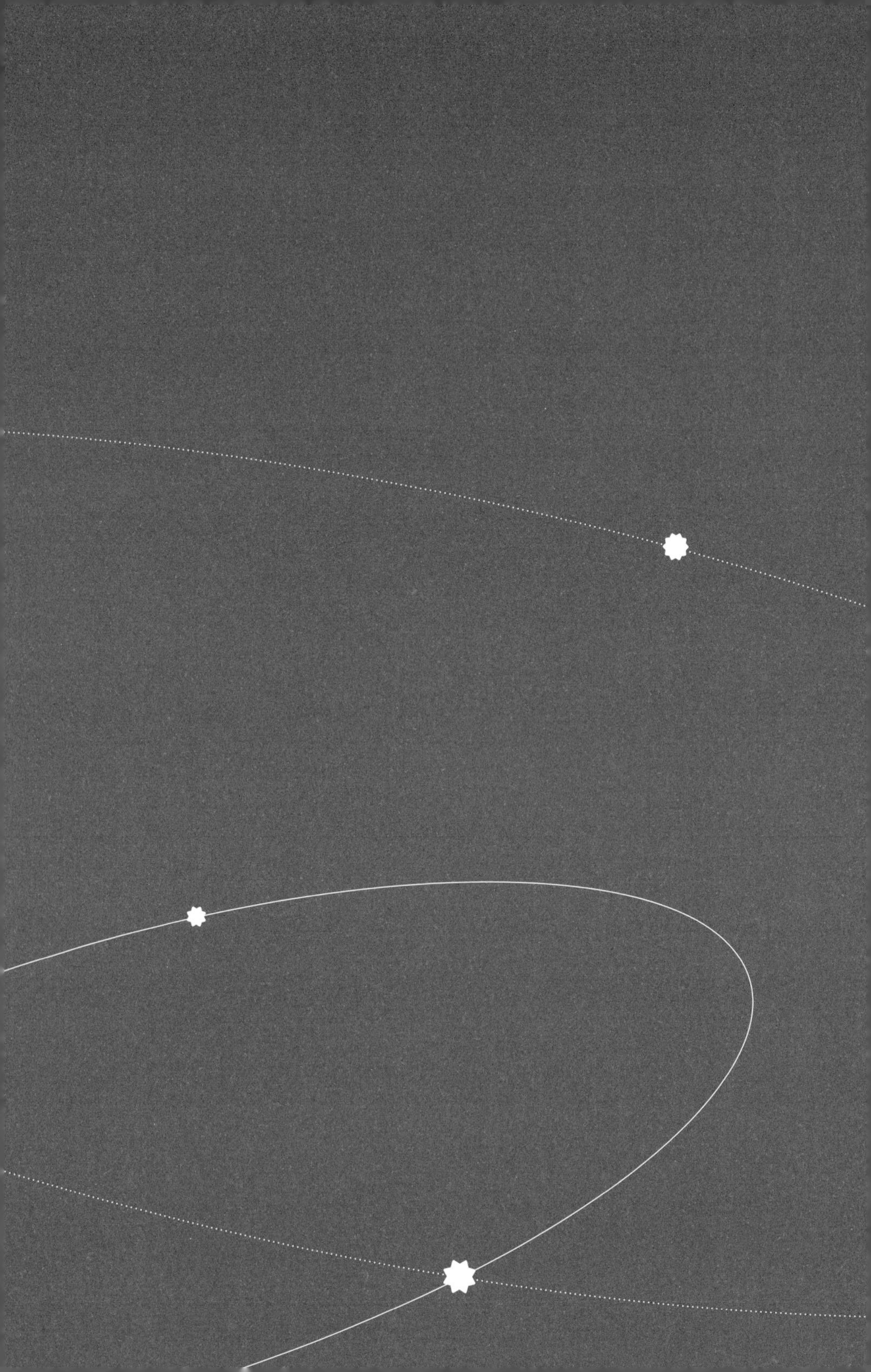

제1장

모든 문제는 수면에서부터 나타난다

바빠도 업무 능력이 떨어지지 않는 사람은 뭐가 다를까

바빠도 꾸준히 성과를 내면서 일하는 사람은 신체와 정신의 리듬을 유지하는 법과 무너졌을 때 바로잡는 법을 알고 있다. 무의식중에도 심신의 리듬을 유지하기 위해 그 기초가 되는 생활을 습관화한다. 리듬이 깨지려 할 때도 크게 무너지지 않게 적절히 조절하고 있는 것이다.

바쁜 일상생활 속에서 내 몸에 이상이 생겨도 잘 알아채기 어렵다. 만일 심신에 문제가 생겼다면 수면 상태로 가장 먼저 확인할 수 있다. 잠을 푹 못 자고 꿈도 많이 꾸고, 일어나도 개운치가 않다…. 이렇게 밤에 나타나는 수면의 징후를 알아차리고도 수면의 불균형으로 인해 업무 효율이 저하된다는 것을 초기에는 스스로 의식하지 못한다. 일찍이 일하는 사람들의 불면은 최대한 많이, 24시간 일할 수 있는지가 중요한 시대에 나타난 무리한 목표 달성과 강한 심리적 스트레스로 수면 시간을 확보하지 못해 생긴 것이다.

그러나 최근 몇 년 사이에 스스로 밤늦도록 일하면서 잠을 자지 못하는 사례가 넓은 연령층에서 나타나고 있다. 특히 주중에 늦게까지 일하느라 부족한 잠은 주말에 몰아서 자는 방식으로 해소한다. 평일 수면 부족에 더해 휴일의 생활 리듬까지 불규칙해지면 몸의 리듬을 한층 더 망가뜨린다. 그리고 이것이 결국 불면증으로 이어진다.

수면 시간과 우울 상태의 관계를 분석한 보고에 따르면, 수면 시간이 6시간 이하이거나 9시간 이상일 때 우울 상태에 빠지는 경향이 있다는 것이 밝혀졌다. 즉 오래 잔다고 해결되는 일이 아닌 것이다.

또한 직장인들에게는 생활 습관에서 비롯된 마음의 병, 즉 습관병적인 우울증이 많이 나타난다. 수면 등 잘못된 생활 습관이 업무 능력의 저하로 이어져 일에 집중하지 못하고 성과도 나지 않는다. 그러면 쉽게 초조해지고 인간관계도 나빠진다. 심신의 문제로 뇌의 활동이 저하되어 몸도 마음도 지칠 대로 지쳐 있는 것이다.

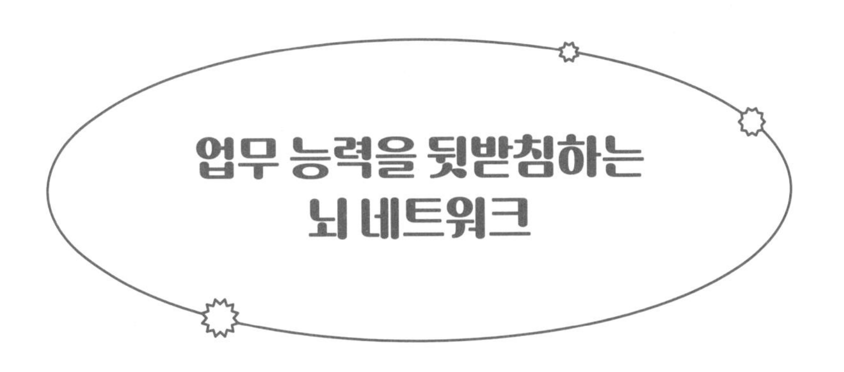

업무 능력을 뒷받침하는 뇌 네트워크

수면 리듬이 깨지면 한참 활동해야 할 낮 시간에 집중력과 반응력이 떨어지게 된다. 일할 때 실수가 잦아지고 아침에 잘 일어나지 못하며, 권태감을 느끼고 의욕이 저하된다. 머릿속이 안개 낀 것처럼 멍한 상태는 우울증일 때만 그런 것이 아니다. 쉴 틈 없이 일하는 직장인에게도 흔한 증상이다.

하버드 대학의 연구에 의하면 이러한 업무 능력의 저하는 뇌 네트워크의 이상 때문에 생긴다고 한다. 무언가에 집중하고 있을 때는 '중앙집행기능 네트워크'라 부르는 CEN(Central Executive Network)이 작동하는 상태다. CEN은 다른 말로 '워킹 메모리 네트워크'라고

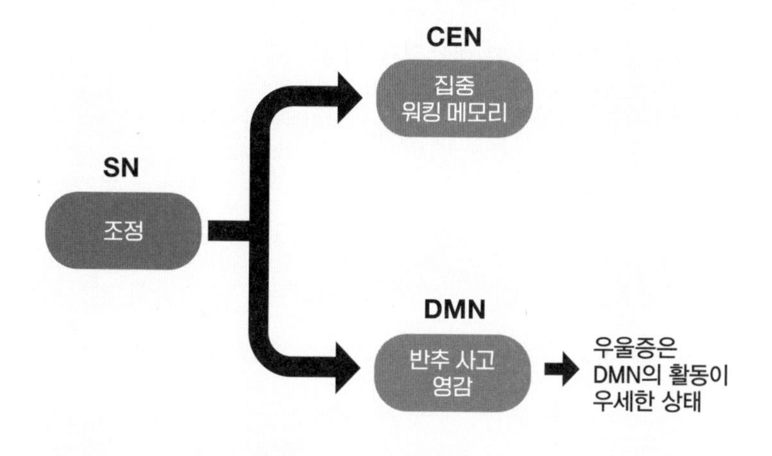

도 한다. 문제를 파악하고 어떻게 해결할 것인지 의사결정을 하는 회로다.

CEN과 시소 관계에 있는 것이 '디폴트모드 네트워크'라 부르는 DMN(Default Mode Network)이다. DMN은 우리가 멈춰 있을 때 활동하는 신경 회로다. 뇌 에너지의 60~80%를 소비하고 있으며, 아무리 바삐 일하는 사람도 하루 중 절반 이상의 에너지를 DMN 활동에 쓰고 있다. 또한 DMN은 멍하게 있거나 기억을 정리하고, 상상력을 극대화하며 번뜩이는 아이디어를 낼 때 일을 한다. CEN이 활성화되어 있을 때는 DMN이 억제되고, CEN이 억제되어 있으면 DMN

이 활성화된다.

불안 장애, 만성 피로 증후군, 섭식 장애, 발달 장애 중 하나인 ADHD 등은 DMN의 뇌 네트워크 이상과 관련이 있는 것으로 밝혀졌다. 이 CEN과 DMN을 조정하는 것이 SN(Salience Network), 즉 '현저성 네트워크'다.

SN은 얼굴의 움직임, 위와 장 등 소화기관, 자율 신경계, 면역, 운동 등의 신체 정보를 뇌로 전달해 뇌 네트워크의 전환을 일으킨다. SN이 몸 상태에 대한 정보를 전달하면 뇌가 조정되어 '배부르니 졸리다', '배고파서 짜증이 난다' 등 마음의 반응이 일어나는 것이다.

이것만 보면 DMN은 좋지 않은 것이라고 생각할 수도 있지만, 창의적인 일에 필요한 영감을 바로 이 DMN이 관장한다. 따라서 DMN을 억제하려 할 것이 아니라 CEN과 DMN의 전환을 잘 조정해야 한다. 여기서 말하는 전환이란 사람의 인지 시스템이 하나의 모드에서 다른 모드로 바뀌는 것을 말한다. 또한 SN을 잘 사용해야 일에 필요한 뇌의 역량을 적절히 발휘할 수 있다.

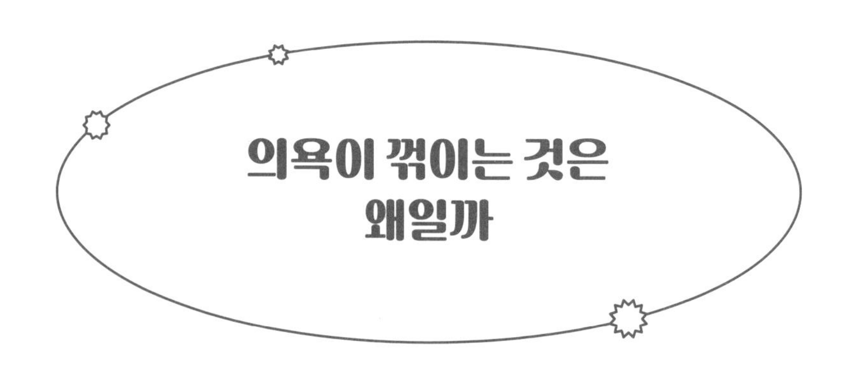

의욕이 꺾이는 것은 왜일까

우리 몸이 피로하다고 느낄 때 SN은 피곤한 몸 상태를 '의식화'하는 것으로 제동을 건다. 그렇게 피로를 느껴도 일을 마칠 때까지 무리하거나 밤샘 작업을 하는 것은 '피곤하다. 그래도 이것만 더, 조금만 버티자!' 하는 의지가 있어서다. 이때 CEN이 작동한다.

피로를 느끼면서도 실행계인 CEN을 작동시켜 내 몸의 신호를 계속 무시해버리면 SN이 정상적으로 작동하지 못해 네트워크의 조정에 문제가 생긴다.

편도체를 포함한 SN은 '몸'의 정보를 대뇌피질로 전달한다. 한편 CEN의 대뇌피질은 SN에 '뇌(의사)'의 정보를 전달한다. 이들은 상호

간에 정보를 주고받는데, CEN에서 SN으로 보내는 것보다 SN에서 CEN으로 보내는 정보의 양이 많다. 이것은 '몸(SN)'에서 보낸 정보가 '의사(CEN)'보다 강하게 반영되는 뇌의 원리 때문이다.

의사에 따라 심신을 지나치게 혹사하면 SN이 정상적인 기능을 하지 못한다. 뇌 네트워크를 조정하지 못해 DMN의 결합이 강해지면 부정적인 생각을 계속하는 반추 사고가 끊이지 않아 우울해진다. 일 생각만 하거나 공부만 계속하다 보면 머릿속이 멍해진다. 이런 상황이 지속되는 것이 우울 상태다.

DMN이 과잉 작동할 때는 눈앞에 집중해야 할 것이 있어도 '그 방법은 어떨까?' '이렇게 할 걸 그랬나?' '앞으로의 리스크는?' 하면서 과거와 미래로 사고가 분산되어 지금에 집중하지 못하게 된다.

과거의 후회나 미래의 불안, 머리에 안개가 낀 상태에서 벗어나지 못해 감정의 억제가 어려워지면, 초조함과 불안이 격화되어 기분을 스스로 조절하지 못하게 된다. 의지와 생각을 갖고 머리를 움직이려 해도 내 몸과 마음이 뜻대로 되지 않아 만사가 귀찮고 의욕이 꺾이는 상태가 되는 것이다.

현대의학에서는 이러한 뇌 네트워크를 자기장을 이용해 조절하는 방법이 있다. 이를 TMS(경두개 자기자극법) 치료라고 하는데, 일반적으로 뇌의 두엽 전반을 자극하여 도파민과 세로토닌 등의 신경전달물질을 활성화하는 것이다. CEN의 DLPFC(배외측 전전두피질)을 자극하여 DMN 내의 결합이나 SN과 DMN의 결합 등 뇌 네트워크를 조정한다.

TMS 치료는 10여 년 전부터 우울증의 표준 치료법으로 인정받고 있다. 병에 걸린 사람뿐 아니라 건강한 일반인을 대상으로 인지를 조정하는 TMS 치료에 대한 연구가 세계적으로 널리 진행되고 있다.

이러한 TMS 치료에서 뇌의 조정을 스스로 실천하는 것이 수면 투자다. 수면은 매일 쌓이는 것이므로 수면에 투자하는 것과 그렇지 않을 때 수면의 질은 큰 차이가 생긴다. 적립식 투자처럼 수면 투자는 하루뿐 아니라 일주일, 한 달, 일 년, 즉 길면 길수록 효과를 발휘한다.

투자를 할 때도 투자 기간이 길면 일시적으로 시세가 떨어져도 당황하지 않고 중장기적인 관점에서 대처할 수 있다. 마찬가지로 수면 투자에서도 투자 기간이 길면 몸과 마음의 리듬이 안정되어 있으므로, 일시적으로 수면 리듬이 깨져도 쉽게 회복되어 높은 역량을 발휘할 때를 대비할 수 있다.

반면 레버리지를 지나치게 걸지 않는 것도 중요하다. 무리해서 몇 날 며칠 밤을 새운 후 잠을 보충한답시고 휴일에 늦잠을 자는 것과 같이 불규칙한 리듬이 축적되면 우리 몸은 그 리듬에 동조해 점차 상태가 나빠질 수 있다.

인풋이 같아도 아웃풋이 달라진다

'다른 때 같으면 그냥 넘어갈 일인데, 오늘은 왠지 짜증나고 빈정 상해서 못 참겠네…' 이런 경험이 누구나 한 번쯤은 있을 것이다.

퇴근 후 집에 와 보니 소파에는 가족 중 누군가가 던져놓은 옷이 널브러져 있다. 싱크대에 설거짓거리는 쌓여 있고, 아침에 출근하면서 버려달라고 부탁한 쓰레기도 그대로다. 평소 같으면 '기대한 내가 잘못이지' 하고 말텐데, 배가 고프거나 일을 마치고 돌아와 지쳐 있을 때는 사소한 것에도 감정이 치받쳐 그만 상대에게 퍼붓고 만다.

인풋(외부 상황)은 같은데 아웃풋(감정과 사고 등 마음 상태)이 달라지면, 어째서 짜증이 나고 화가 치미는 걸까?

그 비밀은 뇌 네트워크에 있다. 집중할 때 작동하는 CEN과 반추 사고를 이끄는 DMN, 이 두 가지 뇌 네트워크를 조정하는 것이 SN임은 앞에서 설명했다. 얼굴과 전신의 움직임, 내장에서 전달되는 정보가 뇌 전두엽 한가운데 있는 전대상회피질(ACC)이나 섬엽(insula) 같은 SN으로 전달되어 뇌 네트워크에 조정이 이뤄진다.

즉 몸의 변화가 뇌로 전달되어 뇌 상태가 달라지는데, 마음 상태가 이에 좌우되는 것이다. 우리 몸과 뇌, 마음은 모두 연동되어 있다. 어느 한 곳이 무너지면 연쇄적으로 다른 부분까지 무너지고 만다. 이를 설명하는 것이 다음 쪽에 소개하는 베슬리의 삼각형이다.

DMN의 결합이 강화되어 반추 사고와 불안감이 큰 상태에서는 뇌 안에서 행복 호르몬인 세로토닌이 소비된다. 항우울제 중에 세로토닌을 증가시켜 효과를 발휘하는 것도 있다. 세로토닌은 저녁이 지나면 수면과 신체 리듬에 관여하는 멜라토닌으로 변한다.

따라서 세로토닌이 소비되면 멜라토닌도 저하되어 수면과 신체 리듬이 흐트러진다. 수면과 신체의 리듬이 흐트러지면 자율 신경 중추인 뇌줄기 부분의 작용이 정상적으로 이뤄지지 못해 자율 신경 기능 이상과 비슷한 두근거림, 현기증, 두통, 메스꺼움, 피로감 등 다양한 증상이 생긴다.

몸의 리듬이 깨지면 뇌의 작용도 무너져 자극에 과민하게 된다. 스트레스에 대한 내성이 저하되고, 자꾸 짜증이 나고 불안해져서 마음

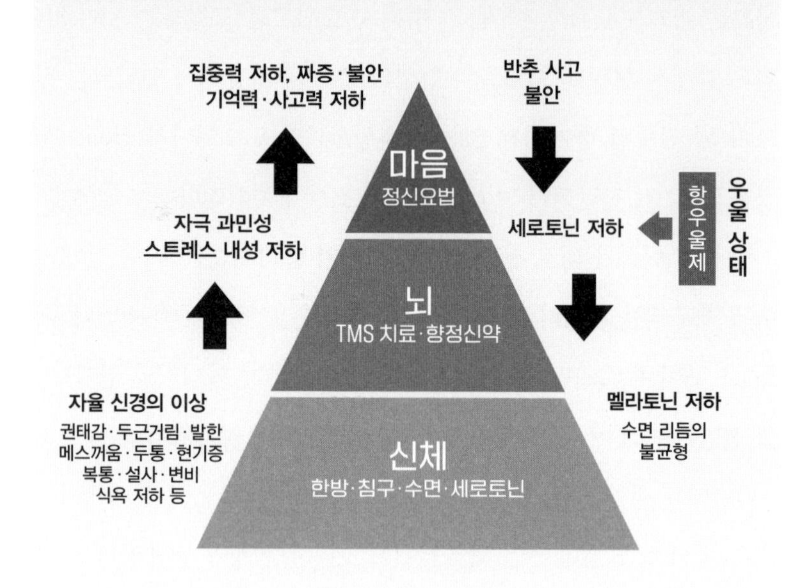

의 병으로 이어지는 것이다.

이것이 반복되면 DMN의 결합이 강해져서 집중력이 떨어지고 대화를 하다가도 무슨 이야기를 하고 있었는지 잊어버리거나 적절한 단어가 잘 떠오르지 않게 된다. 또한 그동안 해오던 일도 순조롭게 해내지 못해 마침내 반추 사고에 빠져 자신을 소모하게 된다.

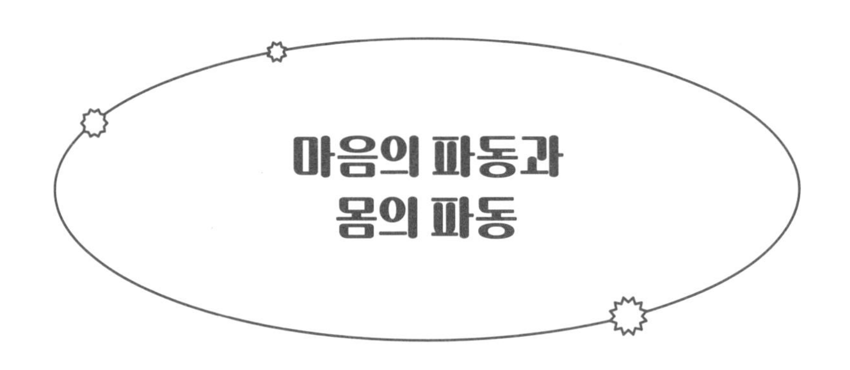

마음의 파동과 몸의 파동

인생을 살다 보면 시험, 취업, 일, 우정, 사랑, 결혼, 출산, 육아, 만남, 이별 등 내 의지대로 할 수 없는 다양한 사건이 일어난다. 그중에는 기쁜 일도, 평온한 일도 있다. 즐거울 때, 불안할 때, 쓸쓸하거나 슬플 때 등 다양한 상황에서 여러 가지 감정을 맛보게 된다.

인간에게는 마음의 파동과 몸의 파동이 있는데, 이 둘은 연동되어 있다. 예컨대 수면이 부족하면 자그마한 실수도 큰 실수로 느껴진다. 수면의 질이 좋으면 예상대로 잘되지 않았더라도 '다음에는 어떻게 해야 하지?' 하고 다음 단계로 나아갈 수 있다. 즉 몸의 파동이 안정된 상태이면 마음의 파동도 가라앉히기 쉽다.

마음의 파동은 스스로 조절하지 못한다. 언제나 긍정적인 모습만 보이려 하고, 나쁜 모습은 보이지 않으려고 부정적인 감정을 무리하게 숨기면서 감정과 사고를 계속 억누르면 언젠가는 폭발한다. 스스로 조절할 수 있는 것은 몸의 파동뿐이다.

점심에 폭식을 했다거나 바빠서 잠잘 시간이 부족했을 때처럼 몸에 파동이 생기면 '저녁밥은 간단하게 샐러드와 수프만 먹어야지' 또는 '내일은 세 시간밖에 못 자니 오늘은 조금 일찍 자자'와 같이 몸의 파동을 가라앉히는 활동을 조절하면 더는 마음의 파동이 몸의 파동에 끌려가지 않는다.

몸의 파동이 안정되어 있는지 확인할 수 있는 가장 좋은 지표가 수면이다. 이를 쉽게 알아볼 수 있는 방법이 있다. 일어나서 3~4시간이 지난 후에도 졸린지, 머릿속은 맑은 상태에서 잘 돌아가고 있는지를 살펴보는 것이다. 몸의 리듬이 잘 유지될 때는 이 시간대에 뇌의 활동이 가장 활발하다. 따라서 이때 집중할 일을 집어넣으면 작업 능률도 올라간다. 하지만 졸음이 오거나 머리가 멍한 상태라면 주의가 필요하다.

나 또한 여러 가지 일을 하느라 월요일부터 일요일까지 매일 일할 때가 있다. 일주일 동안 쉬지 않고 일하다 보면 주변에서 '몸이 남아나겠어요?' 하는 말도 종종 듣는다. 그럼에도 일어나는 시간이 일정하고 몸의 리듬이 잘 유지되고 있어 아직 그렇게까지 큰 영향은 없는 상태다.

반대로 오히려 일이 없어서 몸에 탈이 나는 사람이 있다. 코로나 대유행으로 인한 사회적 거리두기로 생활 리듬이 변하고 인간관계의 유형과 노동 환경도 달라지면서 '아침에 못 일어나겠다', '의욕이 나지 않는다', '내가 나 같지 않고 자꾸 의기소침해진다' 등의 상담도 늘어났다. 특히 코로나19로 인한 우울증, 이른바 '코로나 블루'를 호소하는 이들이 부쩍 늘었다.

코로나 블루의 정체는 '저활동성 우울'이다. 분명 인간관계가 달라지고, 미래에 대한 불안감이 있고 경제적인 문제도 있을 것이다. 하지만 특히 심각한 이상을 느낀 사람들을 보면 공통적으로 생활 리듬이 무너져 있었다.

밤을 새면 아침에 일어나는 시간도, 아침밥을 먹는 시간도 늦어진다. 아침 햇볕을 쬐지 못한 채 아침밥은 점심밥이 되어 중추와 말초의 신체 리듬이 무너지게 된다. 신체 리듬이 무너지면 의욕이 생기지 않고, 낮에도 밖에 나갈 기력이 없어진다. 외출을 자제한다고 밖에 나가지 않게 되어 몸에 피로가 쌓이지 않으니 잠이 오지 않는다. 그러면 밤늦도록 깨어 있게 된다. 수면 리듬도 깨져 식욕도 사라진다. 점점 식사, 운동, 수면, 멘털, 모든 활동이 저하되는 악순환에 빠진다.

어렸을 때 겨울방학이나 여름방학에 늦잠을 자고, 밤늦도록 깨어 있던 기억이 있을 것이다. 인간의 생체 시계는 24시간보다 길기 때문

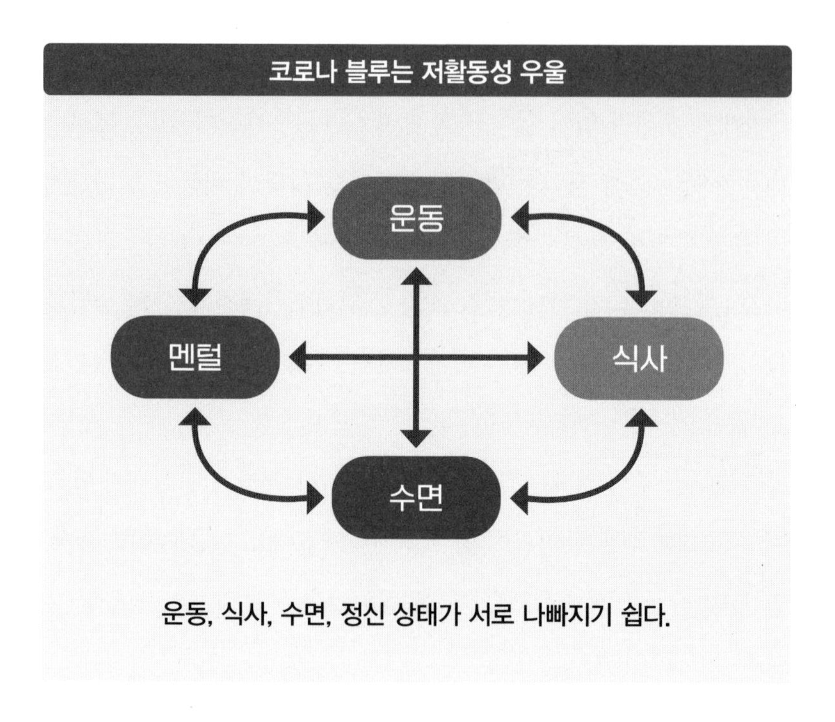

운동, 식사, 수면, 정신 상태가 서로 나빠지기 쉽다.

에 방치하면 자연스럽게 밤에 깨어 있게 되고 늦잠을 부른다.

코로나로 인한 외출 자제 등의 생활 변화는 성인들에게 불쑥 찾아온 봄방학과 같다. 긴 방학을 어떻게 잘 쉬어야 할지 몰라 의도치 않게 생활이 불규칙해진다. 몸의 리듬이 바뀌면 심신에 이상이 나타나게 된다.

이와 같은 일은 회사를 휴직한 경우에도 일어나고 있다. 휴직 상태가 장기화된 사람 중에는 생활 습관 때문에 휴직 기간이 길어진 사람도 적지 않다. 휴직하는 동안 진료받는 병원이나 기업에서는 '푹 쉬세요'라는 말을 자주 하는데, 일반 사람들에게 푹 쉬라는 말은 곧 '잠을 자라'는 뜻으로 인식되는 경우가 많다.

감기 같은 급성 감염증은 자고 일어나면 나아지기도 하지만, 심리적인 문제일 경우 복직을 목표로 일하는 상태가 될 수 있게 치료하는 것이 최종 목표가 되어야 한다.

물론 처음에는 수면으로 치료하는 휴식이 필요한 사람도 있다. 그러나 한 달 동안 계속 먹고 자는 생활만 하다간 낮과 밤이 바뀌어서 아침에 일어날 수 없게 된다.

고령자가 한번 자리를 보전하게 되면 일생 생활 능력이 떨어지는 것과 마찬가지로, 휴직자도 체력과 기력이 떨어지고 금세 피곤해져 일할 수 있는 상태에서 한층 더 멀어진다. 이처럼 생활이 불규칙해지면 이를 되돌리는 데 두 배의 시간이 걸린다. 휴직이 장기화되거나 반복되면, 잘 쉬는 방법을 터득하지 못해 생활 리듬이 뒤엉키게 되는 경우가 많아진다.

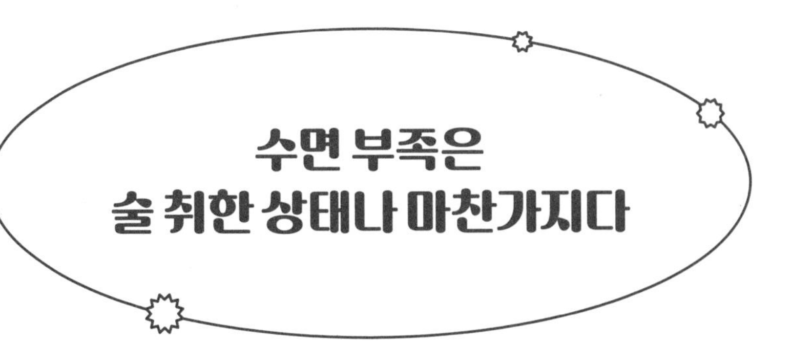

수면 부족은 술 취한 상태나 마찬가지다

술에 취하면 기분이 좋아지거나 슬퍼지기도 하고, 반사 능력이 둔해져 몸을 다치기도 한다. 최근 항공기 조종사의 음주 문제가 화제가 된 적이 있는데, 근무 전 검사에서 알코올이 검출되어 징역·해고로까지 이어져 해외 뉴스에 보도된 바 있다.

의료 현장에서는 당직 이튿날까지 일이 있을 때가 많아서 36시간 이상 근무하는 일이 비일비재하다. 술을 마시고 출근하면 복무규정 위반이지만 잠이 부족했다고 제재를 받는 경우는 없다.

수면 부족 상태에서는 술 취한 상태만큼 각성도가 낮아져 있다. 일어나서 17시간이 지나면 뇌의 반응도는 소주 반병을 마신 정도까지

혈중 알코올 농도와 각성 시간, 작업 능력과의 관계

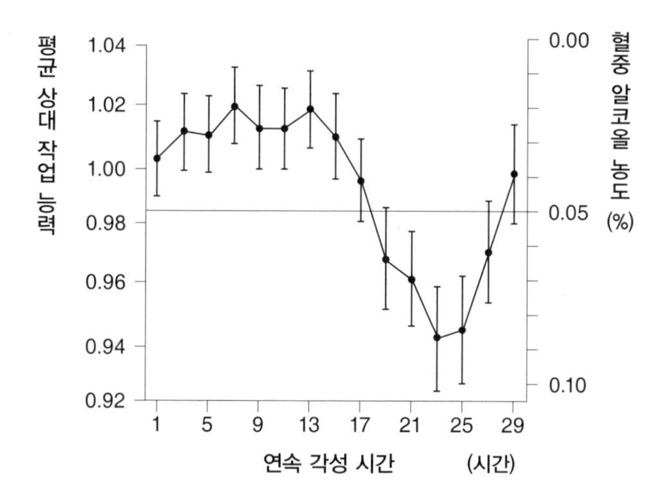

각성 후 17시간이 되면 혈중 알코올 농도 0.05%(소주 반 병에 상당)와 동일한 수준까지 활동성이 저하된다.

Problems with Sleep Disorders in Relation to Driving.
Kuniyuki Niijima. MD and Shigefumi Koike. MD. PhD

떨어져 실수하기가 쉬워진다. 거나하게 술에 취한 상태로 일하는 사람은 없겠지만, 수면 시간을 쪼개가며 일하는 직장인은 많다. 하지만 잘 될 거라 생각하고 수면 시간을 줄여도 업무 능력이 향상되기는커녕 오히려 떨어지는 경우가 대부분이다.

수면이 부족한 사람일수록 자신의 업무 능력 저하를 인식하지 못한다. 한 연구에서 장시간 노동을 하거나 연일 수면이 부족한 경우

자신이 생각하는 업무 능력과 주위 사람들이 본 그 사람의 업무 능력을 비교해 보았다. 그 결과 주위 사람들은 주의력과 작업 효율이 떨어졌다고 평가했지만, 정작 수면 시간을 쪼개서 열심히 일한 사람은 자신의 능력 저하를 알아차리지 못했다.

수면 시간과 뇌 기능의 관계를 조사한 연구에서는 계속해서 8시간 수면한 그룹과 잠을 자지 않은(3시간 이하) 그룹, 4시간 수면한 그룹 및 6시간 수면한 그룹을 비교했다. 그 결과 수면 시간이 짧을수록 작업 능력이 저하되었음을 알 수 있었다.

흥미로운 것은 4시간 수면 그룹과 6시간 수면 그룹의 졸린 정도가 거의 같았다는 점이다. 다시 말해 작업 능력 저하 수준은 졸린 정도로는 예측할 수 없다는 것을 알 수 있다.

보통 '잠은 6시간만 자면 충분하다', '7시간은 자야 한다' 등 적정한 수면 시간에 대해 여러 가지 주장이 있지만, 수면에 필요한 시간은 사람마다 다르다.

잠이 부족할 때는 적절한 수면 시간에 더해 부족한 양만큼을 보충해야 한다. 수면은 하루로 끝나는 게 아니다. 오늘 양질의 수면을 취했다 하더라도 수일간에 걸쳐 조정이 필요할 때가 있다. 따라서 수면은 하루치만 생각할 것이 아니라 일주일이나 월 단위로 균형을 유지하는 것이 중요하다.

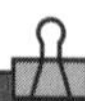

자신에게 좋지 않은 수면 습관이 있는지 다음 항목을 확인해보자

- □ 잠드는 데 30분 넘게 걸린다.
- □ 침대에서 스마트폰을 만지작거린다.
- □ 휴일에는 2시간 이상 늦게 일어난다.
- □ 잠이 안 오는데 이불 속에 들어가 있다.
- □ 밤에 불을 켜고 입욕한다.
- □ 잠자는 중간에 늘 같은 시간에 깬다.
- □ 일어나서 커튼을 열어 젖히지 않는다.
- □ 일어나서 4시간이 지나면 졸음이 온다.
- □ 토막잠을 15분 이상 잔다.
- □ 하루 걸음 수는 6천 보 미만이다.
- □ 퇴근길에 지하철에서 잔다.

직장인을 우울하게 만드는 세 가지 원인

직장인의 몸과 마음에 문제를 일으키는 원인은 대개 이 세 가지에 포함된다.

- 내부 환경 (자신의 마음, 뇌, 몸)
- 외부 환경 (해결되지 않은 일, 가정 문제)
- 인간관계

먼저 내부 환경에 관한 예를 들어 보자. 밤에 자면 시간이 아깝다는 생각에 늦게까지 일에서 손을 놓지 못하는 경우다. 수면 부족 상태에서 내부 환경이 무너지면 일할 때 실수가 많아지고 일을 처리하는 능력이 떨어진다. 예전에 거뜬히 완수했던 일도 컨디션이 저조한 상태에서는 도저히 감당이 안 되는 업무량이라고 느껴져서 외부 환경에 대한 부담이 커진다. 또한 본인도 상대방도 나쁜 사람이 아닌데, 인간관계가 쉽게 틀어져 더 큰 스트레스를 받고 마음의 짐이 된다. 이렇게 내부 환경에 문제가 생기면 악순환에 빠져 모든 것이 무너지게 된다.

외부 환경에서 시작되는 예를 들어 보자. 상사의 부당한 지시, 해결하지 못한 가정 문제 등에 대한 고민이 반추 사고를 일으켜 세로토닌 분비가 저하되고 스트레스 내성이 떨어지는 등 내부 환경의 이상을 일으키는 것이다.

심신의 기능에 문제가 생기면 쉽게 불안해지고 움츠리게 되어 다른 사람과의 관계까지 악화시킬 수 있다. 어떤 사람과 관계가 나빠지면 내부 환경인 마음속에서는 불쾌한 기분이 강해지면서 자꾸 짜증이 나게 된다. 그러면 실수도 잦아지고 외부 환경에 해당하는 업무량이 늘어나거나 신뢰를 잃어 직장에서 마음을 잡지 못하게 된다. 처음에는 내부 환경, 외부 환경, 인간관계 중 어느 한 가지가 무너지기 시작해 결국 모든 것이 무너지게 되고, 우울 상태에 빠지게 되는 것이다.

이럴 때 정신과나 심료내과에서는 우울 증세를 개선하기 위해 항우울제를 처방하는 경우가 많다. 본래 뇌의 이상으로 우울한 상태가

베슬리의 병인론 1

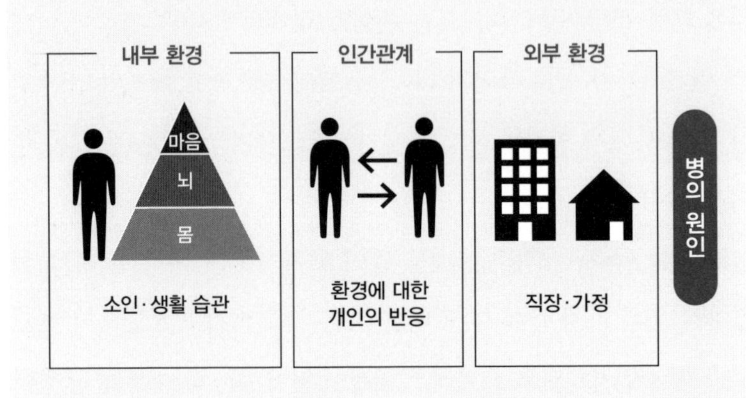
내부 환경
마음
뇌
몸
소인·생활 습관
인간관계
환경에 대한
개인의 반응
외부 환경
직장·가정
병의 원인

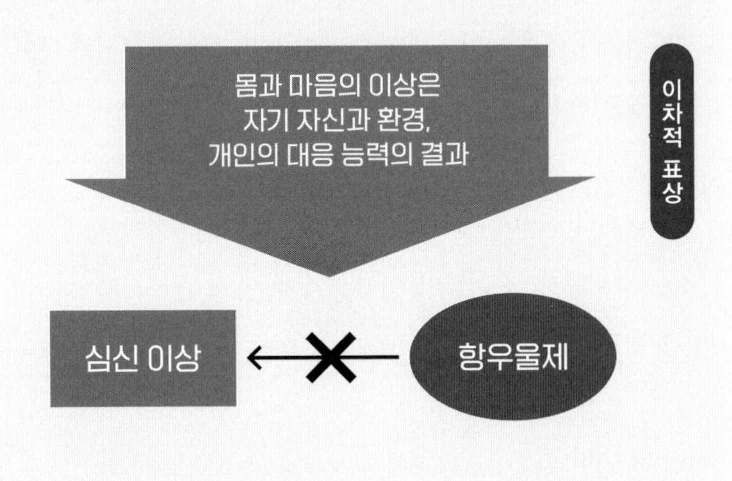
몸과 마음의 이상은
자기 자신과 환경,
개인의 대응 능력의 결과
이차적 표상
심신 이상
항우울제

되었을 때는 항우울제만 처방해도 충분하지만, 직장인의 몸과 마음의 이상은 '우울함'이라는 결과에 대한 접근뿐 아니라, 왜 우울한 상태가 되었는지 그 원인에 대한 치료가 필요하다.

예컨대 어떤 사업을 하다가 현금 유동성이 악화되면 경영자는 자금 조달을 먼저 생각한다. 자금을 확보해 현금 유동성이 좋아진다 해도 '자금 흐름이 개선되었으니 다행이네' 하고 끝내지는 않을 것이다. 경영자라면 왜 현금 흐름이 악화되었는지를 분석해서 대처해야 중장기적으로 회사를 잘 꾸려나갈 수 있다. 마찬가지로 직장인들이 겪는 우울한 상태를 항우울제 처방으로 '기분이 나아졌으니 다행이네' 하며 끝낼 일이 아니다. 몸과 마음의 이상은 대부분 내부 환경인 뇌에서보다 외부 환경인 사회생활, 인간관계 중 어느 한 가지에서 시작되기 때문이다.

결과인 우울함에 대한 치료뿐 아니라 심신을 무너뜨리는 생활 습관, 사회생활을 할 때의 사고방식, 인간관계를 만드는 방식 등 원인에 대한 재발 방지에 도움되는 치료가 반드시 필요하다.

우울함은 '지금 상태 그대로 계속 일하면 위험하다'라고 몸에서 보내는 신호다. 그러므로 원인에 맞는 치료를 적절히 하는 게 중요하다. 그 치료 방법 중에 누구에게나 적용되는 것이 수면이다. 뇌에는 원래 상태로 되돌아가려는 성질인 가역성이 있다. 약이나 TMS 치료로 뇌를 바로잡아도 생활을 바꾸지 않는다면 뇌는 다시 불균형한 상

베슬리의 병인론 2

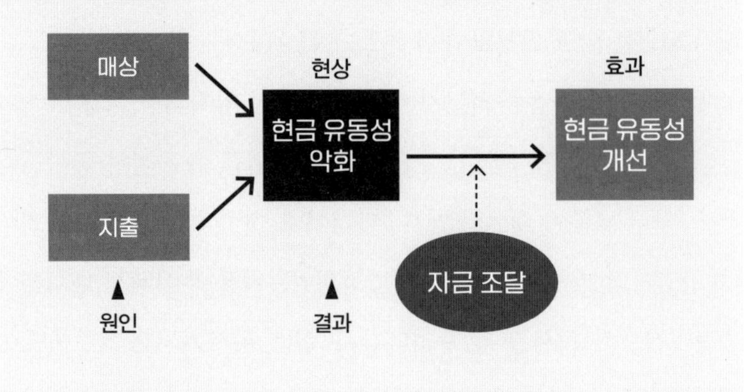

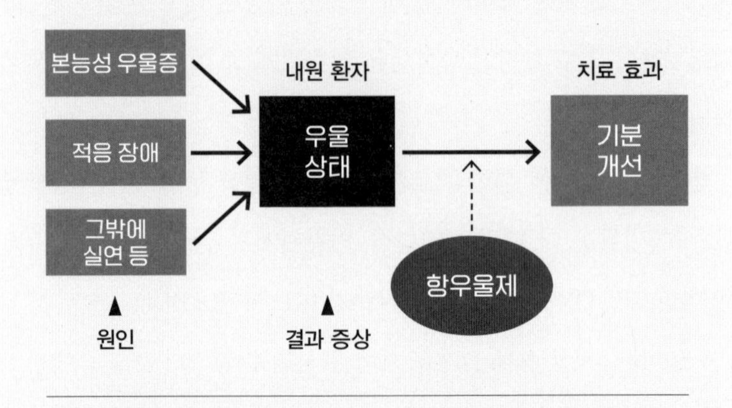

자금 조달은 일시적으로 현금 흐름을 좋게 한 것에 불과하다.
마찬가지로 우울 상태 또한 결과가 아닌 원인에 접근해야
재발을 방지할 수 있다.

태로 조정된다. 생활 습관을 바꾸지 않으면 재발할 가능성이 높다는 뜻이다. 실제로 우울증 환자의 재휴직률은 60%에 이른다. '살기 위해서 필요한 몸과 마음의 상태'와 '일을 하기 위해 필요한 몸과 마음의 상태'는 전혀 다르기 때문이다.

자신의 생활 습관을 되돌아봤을 때 일어나고 잠드는 것을 포함해 신체 리듬이 정돈되어 있는가? 직장인이라면 출근이나 퇴근 후 이후에도 서점에 들르고 강의를 수강하거나 야근 등과 같이 추가로 일할 수 있는 체력이 있는가? 내 몸과 마음이 잘 정돈되어 있고 일할 준비가 되어 있다면 복직이 가능하겠지만, 그렇지 않다면 우울 증세는 계속 재발하고 그때마다 증세는 악화될 것이다.

수면 투자는 영양제나 영양보조식품보다 효과가 좋다

남녀노소를 불문하고 '피곤하다'는 말을 입에 달고 사는 경우가 많다. 어쩌다 한 번이 아니라 일 년 내내 그렇다. 일하는 날도, 쉬는 날도, 주말에 잠을 몰아 자도 피곤하다. 나 혼자 그러면 큰일났다 싶어서 어떻게든 개선하려고 할 텐데, 주변 사람 대부분이 피로를 호소하니 '아, 나만 그런 게 아니구나. 다들 그렇게 사는구나' 하면서 별일 아니라 치부한다. 하지만 수면 부족으로 인한 만성피로는 신체 기능이 떨어지고 있음을 알려주는 신호로, 절대 그냥 넘길 일이 아니다.

수면이 불규칙해지면 아침에 일어나지 못하거나 권태감에 빠져 몸을 움직이기 싫어진다. 체력을 소모하지 않으니 식욕도 생기지 않고 몸에 필요한 영양소가 부족해져 종합적으로 세로토닌이 저하된다. 반대로 수면이 균형 잡혀 있으면 몸에 활력이 생기면서 '운동 좀 해볼까' 하는 생각이 들고, 적절한 식욕이 생겨 자연스레 몸도 건강해진다.

많은 사람들이 운동이나 수면 부족 문제를 먹는 것으로 해결하려다 보니 신문, TV, 인터넷 , 홈쇼핑 등 어디를 봐도 각종 보약, 비타민, 영양제, 강장제 등이 넘쳐난다. 물론 건강을 위해 영양제나 영양보조식품을 섭취하는 방법도 있지만, 약을 챙기는 것을 잊어버리거나 구하기 어려울 때도 있고 경제적으로 여유가 없으면 지속적으로 섭취하기가 쉽지 않다. 반면에 수면은 태어나서부터 우리가 계속 해오고 있는 일이다. 조금만 의식을 바꾸면 큰 변화가 생길 수 있고, 돈 들이지 않고 습관을 키울 수 있다.

좋은 수면이 선행되었을 때 매사가 즐거워져 일도 가정생활도 의욕적으로 몰두하게 된다. 이처럼 수면에 투자하면 밤잠의 질이 향상될 뿐 아니라 낮에 하는 업무 효율도 향상된다. 결국 낮의 활동이 더욱 질 좋은 밤잠을 가져온다.

수면 투자는 반복할수록 그 효과가 커진다. 투자로서의 수면은 부차적인 효과가 커서 종합해보면 영양제나 영양보조식품보다 투자 대비 효과가 좋다고 할 수 있다.

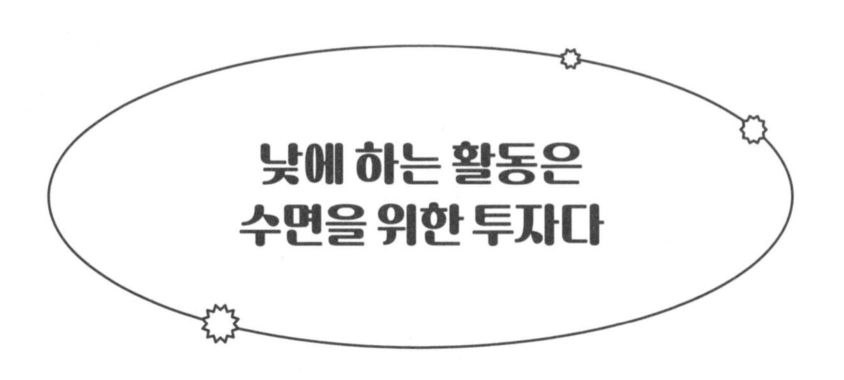

최근 몇 년 새 일에 몰두하는 나이대인 30~50대의 노동 시간이 남녀 모두 증가한 반면, 수면 시간은 큰 폭으로 줄어들었다. 수면은 양뿐만 아니라 질 또한 매우 중요하다. 시간에 여유가 있을 때는 수면의 양을 늘릴 수 있을지 모른다. 하지만 직장과 가정 일로 바빠 여유가 없을 때는 어떻게 해야 할까?

수면의 '양'에만 초점을 맞춰 평일에 부족한 수면을 휴일에 몰아서 자는 식으로 시간을 늘리기보다는 피로해지지 않는 몸을 만들기 위해 수면에 투자하면서 생활 리듬을 정돈하자. 이를 위해서는 밤에 어떻게 쉴까 고민하기보다 낮 동안 어떻게 움직일 것인가에 초점을 맞춘 수면이 중요하다.

환자들을 상담하다 보면 '오늘은 잠드는 데 30분이나 걸렸다', '밤에 자다가 또 깼다', '어제는 4시간밖에 못 잤다' 하고 호소하는 경우가 많다. 대개 밤에 잘 자는 것만 중요하다고 생각하지만, 그보다는 낮 시간대의 활동에 주목하자. 그러면 밤의 수면도 안정을 찾을 수 있게 된다.

아침 7시에 눈을 떴다가 서너 시간밖에 못 자서 다시 잠을 청했는데, 일어나보니 점심때가 지나버린 경험이 한 번쯤은 있을 것이다. 이럴 때에는 몇 시간밖에 못 잤더라도 일단 평소대로 아침 7시에 일어나 활동을 시작하면 그날은 일찍 졸음이 와서 밤에 깊은 잠을 잘 수 있다.

'졸려 죽겠는데 잠은 안 온다'는 사람도 있다. 대개 책상에서 일하느라 계속 앉아만 있어서 뇌는 피로한데도 운동이 부족해 몸은 피곤하지 않은 상태다. 잠자기 전에 한 근육 운동으로 심부 체온이 높아져 잠들지 못하는 경우도 있다. 냉난방이 잘 되는 환경도 체온 조절을 어렵게 만들고, 욕조에 몸을 담그지 않고 샤워만 할 경우에도 몸이 차가워져 체온 조절이 잘 되지 않는다.

일상 생활 습관을 꾸준하게 유지해 체내 시계를 일정하게 유지하는 것은 수면에 큰 영향을 미친다. 일관되지 않은 취침 및 기상 시간은 밤에 숙면을 취하는데 방해가 되기 때문이다.

아침에 일어난 지 4시간 후에 머리를 맑은 상태로 만들겠다고 의식하면 수면 시간도 서서히 일정해진다. 만약 24시간이 넘는 체내 시계를 갖고 있다면, 밤에 일하고 늦잠을 자는 것이 얼마든지 가능하다. 하지만 체내 시계는 하루 한 시간밖에 빨라질 수 없다.

일요일이 휴일이고 월요일부터 일하는 경우, 일요일에 보통 때보다 3시간 늦잠을 잤다면, 월요일에는 몸이 늘어져 컨디션이 나빠지고 수요일쯤에야 몸의 리듬이 겨우 회복된다.

수면제는 일시적인 대처 요법으로는 효과가 있다. 그러나 중·장기적으로는 결국 자신의 수면력을 높여야 한다. 수면력이 좋아지면 무리하지 않고 수면제를 줄일 수 있게 된다.

수면에 문제가 생겼다면 먼저 자신의 몸과 뇌, 마음의 상태를 파악하고, 수면 리듬이 어떠한지 점검해봐야 한다. 자신이 할 수 있는 생활 습관 조절부터 시작해 수면 문제를 해결해나가야 한다.

현대인은 인터넷과 SNS에서 끊임없이 정보를 얻을 수 있다. 우리 몸에 정보가 들어오면 일시적으로 뇌를 사용하게 되어 시간을 효율적으로 보내는 것처럼 느낀다. 반면 자신을 위한 정보를 취사선택하거나 지금 내가 어떤 상태인지를 모니터링할 여유가 없어져 뇌를 자신을 위해 쓰지 못하는 경우도 많다.

이 책에서는 수면 중에 일어나는 현상에 대해서는 거의 언급하지 않았다. 의식이 없는 상태에서는 할 수 있는 것이 한정되어 있기 때문이다. 좋은 수면을 누리려면 의식이 없는 동안 이루어지는 밤잠에 주목하기보다 의식이 있는 낮 동안의 활동에 집중하는 것이 실행하기가 쉽다.

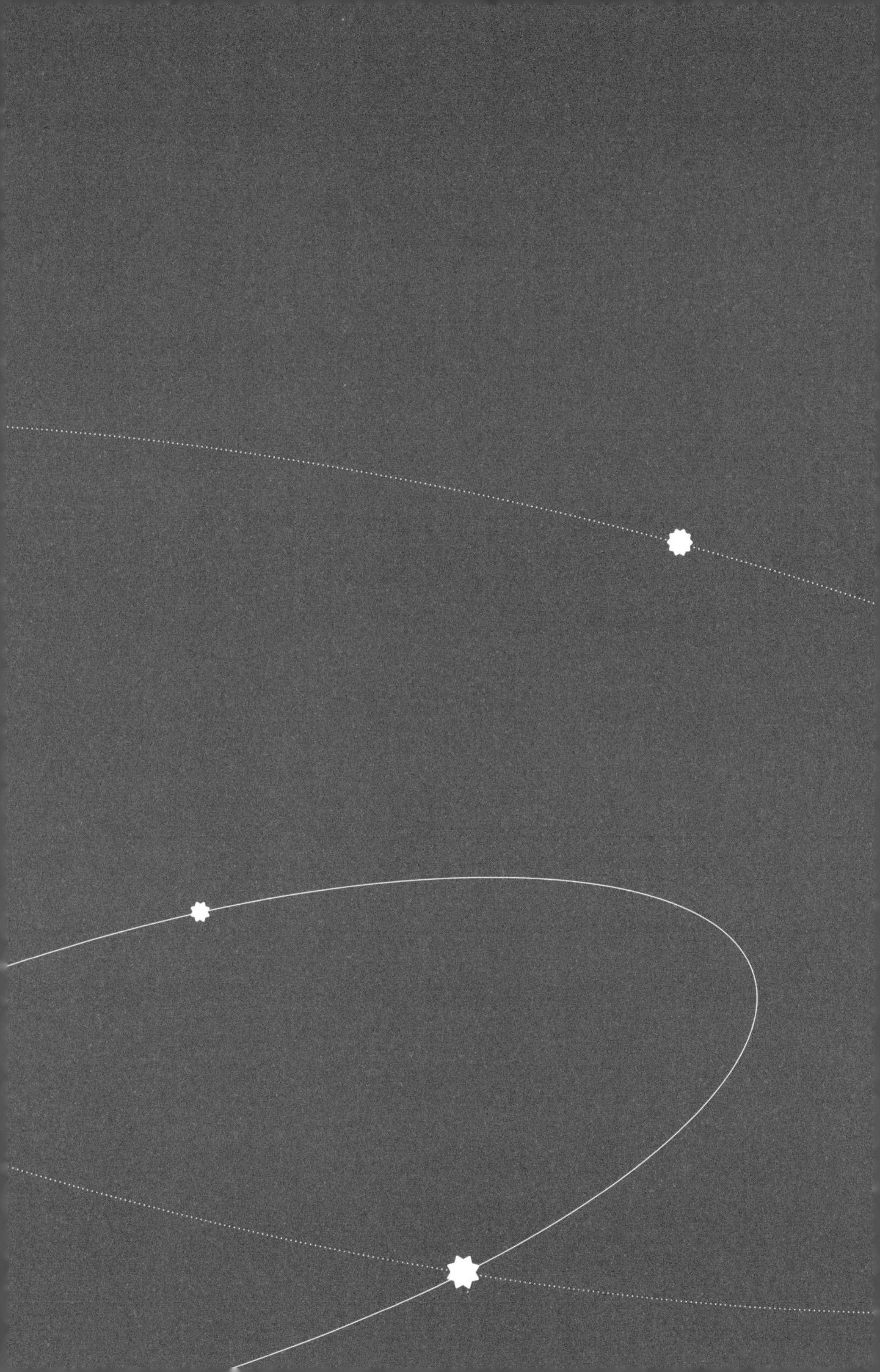

제2장

꿀잠이 꿀잼 인생을 만든다

낮의 생산성은 밤을 어떻게 보내느냐에 달려 있다

바쁜 현대인들의 수면 시간은 해마다 짧아지고 있다. 일본을 비롯해 한국도 마찬가지다. 2021년 OECD 통계에 의하면 한국인 수면 시간은 7시간 51분으로 OECD 회원국 가운데 최하위 수준이다(OECD 평균은 8시간 22분). 미국은 8시간 48분, 북유럽의 핀란드도 8시간 28분을 자는 것으로 나타났다.

18개 국가 중 하루 평균 수면 시간이 7시간대로 떨어지는 국가는 일본과 한국뿐이었다. 동시에 휴일과 평일 간의 수면 시간 격차는 점점 커지는 경향을 보인다. 이는 현대인이 생활 리듬에 문제가 생기기 쉬운 상태임을 말해준다. 특히 과다한 업무에 자는 시간이 아깝다거나 일이 아직 안 끝났다는 등의 이유로 밤늦도록 깨어 있는 사람도 많다.

밤의 몸 컨디션이 곧 낮의 생산성으로 직결된다. 낮 동안 업무 능력을 발휘할 수 있게 뒷받침해 주는 것이 바로 밤의 생산성이다. 늦게까지 일하느라 조금밖에 못 자거나 평일에 부족한 수면을 보충하겠다고 휴일에 몰아서 자게 되면, 수면 리듬이 깨져서 낮에 머리가 잘 돌아가지 않는다. 업무 효율이 오르지 않고 실수도 잦아지는 것이다.

잠이 부족하면 일종의 빚이 되어 매일 조금씩 쌓여간다. 지난밤에 필요한 수면 시간에 못 미친 만큼 쌓인 '수면 부채' 상태가 계속되면 안전사고 위험이 증가하거나 생산성이 저하되는 것은 물론 건강에도 심각한 문제를 초래한다. 수면 부채란 장기간에 걸친 수면 부족이 건강은 물론 일상생활의 여러 부분에서 부정적 영향을 끼친다는 점이 밝혀지면서 수면의학계를 중심으로 확산되고 있는 개념이다. 단순한 수면 부족과는 달리 이자가 쌓이는 부채처럼 차츰 누적되면서 서서히 몸에 악영향을 미친다는 것이다.

낮에 업무 능력을 발휘하지 못해서 일의 효율이 떨어지면 이 일 저 일 남아 있는 상태에서 시간에 쫓기게 되고, 끝내지 못한 일을 밤에 보충하려고 다시 늦은 시간까지 일에서 손을 놓지 못하는 악순환으로 이어진다.

노동자의 수면 시간 (1976~2011년)

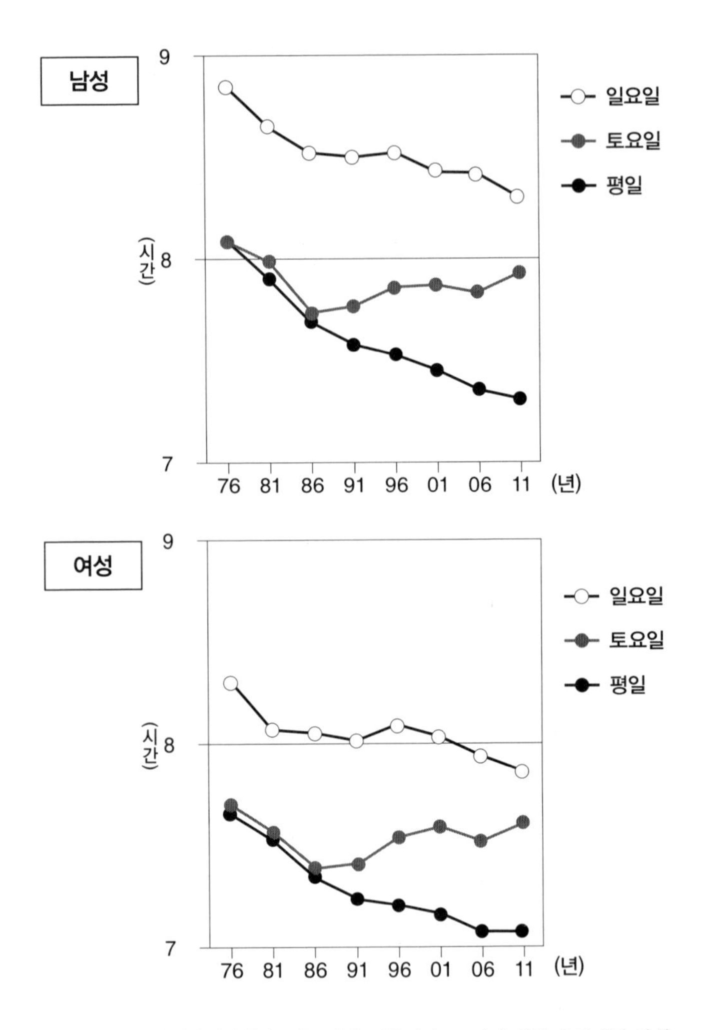

제32회 일본사회정신의학회: 심포지엄Ⅲ '수면과 그 관련 질환에 관계된 사회정신의학적 문제: 직장에서의 수면 문제' 다카하시 마사야, 일본사회정신의학회지 22:500~506, 2013의 내용을 수정

잠자는 시간마저 아깝다는 생각이 든다면, 생산성을 최대한 발휘해야 할 낮에 두뇌 회전을 활발히 해서 시간을 효율적으로 이용할 수 있도록 밤의 생산성을 높이자.

나의 클리닉에 수면 장애로 내원하는 환자들에게는 '밤에 잠을 잘 자는지'가 아니라 '일어나서 4시간 후에 머리가 맑은지'를 물어본다. 실제로 인간의 머릿속은 일어난 지 4시간 후에 가장 맑아진다. 낮 동안의 두뇌 생산성을 최대한 높이려면 잠에 투자해야 한다. 중요한 것은 시간(양)뿐 아니라 수면의 질을 의식하는 것이다. 돈도 은행에 무작정 넣어두면 거의 불어나지 않듯이, 수면도 그냥 '수면'이 아니라 '질 좋은 수면'으로 업무 능력이 높아지도록 투자해야 한다.

따라서 수면 치료를 위한 클리닉은 의료기관이라기보다 마음의 체육관과 같은 곳이어야 한다. 나는 환자들을 진료할 때 '별일 없으시죠?'라는 말은 하지 않는다. 본래 치료란 컨디션이 나쁘거나 일상이 괴로운 상태의 환자가 변화하고 개선되도록 함께 나아가는 것이다. 별일 없는 상태라면 치료가 제대로 이루어지고 있다고 볼 수 없다. 보통의 수면을 '투자로서의 수면'으로 만들기 위해서는 '별일이 있는' 상태로 만들어줄 변화가 필요하다.

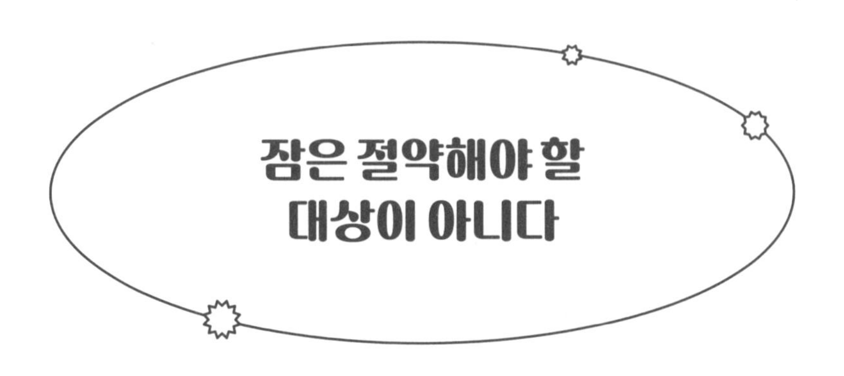

잠은 절약해야 할 대상이 아니다

잠은 절약해야 하는 것이 아니다. 절약이란 장기적으로 추구하는 목적을 달성하기 위해 자원을 분배하는 것이다. 예컨대 '유럽으로 해외여행을 가고 싶지만 10분의 1의 비용으로 갈 수 있는 국내로 가기로 하고 절약하자' 하는 것과는 조금 다른 이야기다. 해외여행을 가기 위해 페트병을 구입하는 대신 텀블러를 사용하는 것과 같이 어떠한 목적을 위해 다른 것을 줄이는 것이 절약이기 때문이다.

수면은 '절약'이 아닌 '투자'해야 할 대상이다. 잠자는 시간을 절약해도 낮에 생산성이 오르지는 않는다. 인간은 잠을 자기 위해 사는 것이 아니라 낮에 활동하기 위해 살아간다. 눈앞의 자금을 잘 운용하면 큰 수익을 낼 수 있듯이 수면도 투자라고 생각하고 능동적으로 활용하자. 투자로서의 수면은 뇌의 능력을 나날이 향상시킬 뿐 아니라 5년 후, 10년 후, 20년 후의 건강까지 확보해준다. 잠에 대한 투자는 몇 살부터 시작하든 나쁠 게 없다. 가능한 한 빨리 시작하는 것이 이득이다.

최근 연구에 의하면 동맥경화, 당뇨병, 신장병 등 생활 습관병과 대부분의 질병에는 염증의 영향이 가장 크다는 것이 밝혀졌다. 외부 충격으로 손상된 부위나 감염 부위에 즉시 생기는 급성 염증에 비해 반응이 장기간 지속되는 만성 염증은 몸에 생긴 갖가지 기능 이상을 장기간 방치할 때 찾아올 수 있다.

잠을 잘 자는 것도 만성 염증과 밀접한 관련이 있다. 오랜 기간 잠을 제대로 못 자는 수면 박탈을 겪는 경우 만성 염증이 유발될 수 있다. 수면은 뇌를 쉬게 하고 뇌를 포함한 신체의 염증을 억제한다.

수면의 질이 낮은 사람은 각종 바이러스에 감염될 확률이 높아져 몸속 염증 물질도 함께 증가할 수 있다. 특히 코골이나 수면 무호흡 증후군과 같은 수면 장애를 일으키는 원인이 있는 경우 만성 염증의 위험도 크게 높아진다.

투자로서의 수면은 단기적으로는 몸과 마음을 안정시켜 낮의 생산성을 높이고 중장기적으로는 생활 습관병, 우울증, 치매 등의 예방으로 이어져 건강 수명을 연장할 수 있다.

수면 개선의 필요성을 느끼고 올바른 수면법을 터득해 빨리 실천하면 할수록 장기적으로도 건강이 좋아지는 효과가 커진다. 하루하루 수면을 착실하게 쌓아가다 보면 어느새부터는 무의식중에도 가능해져 건강하게 생활할 수 있게 된다. 그렇게 되면 앞으로 10년 후, 20년 후, 30년 후에 건강 자산이 불어날 것이다. 수면은 낮에 하는 활동의 생산성을 높이는 공격적 투자다. 건강 수명을 늘리고 장래의 질병이나 부정 수소(뚜렷하게 어디가 아프거나 병이 있지 않은데 머리의 무거움, 초조함, 피로감, 불면 등의 병적 증상을 호소하는 것)를 예방해 의료비를 낮춰준다. 즉, 건강과 돈을 지키는 안정적 투자이기도 하다.

저출산 고령화 사회에서 건강하게 오래 사는 일은 개인뿐 아니라 국가의 미래를 위해서도 중요하다. 여러 해 동안 몸에 밴 습관은 좀처럼 바꾸기 어렵다. '바꾸고 싶다'는 마음에 이 책을 손에 든 지금이 습관을 바꿀 수 있는 가장 좋은 때다.

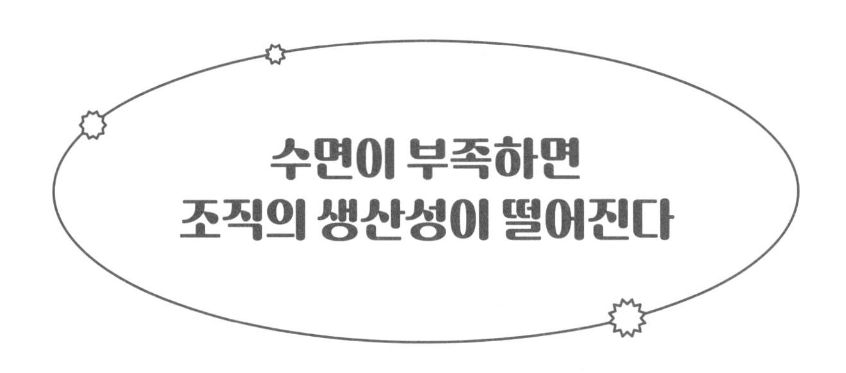

수면이 부족하면 조직의 생산성이 떨어진다

창의성을 필요로 하는 새로운 업무뿐만 아니라 안정된 상태를 유지하는 관리 업무에도 높은 집중력이 필요하다. 작은 변화를 놓치지 않고 어떤 문제가 생겼을 때 즉시 대응할 수 있는 안정된 능력을 발휘해야 하기 때문이다.

의료진을 대상으로 수면과 뇌의 작용을 살펴본 연구에서 흥미로운 사실이 밝혀진 바 있다. 각각 주간과 야간 근무 후에 피로, 스트레스, 활기, 혐오 등 다섯 종류의 얼굴 사진을 제시하고, 사진에 대한 반응을 살펴보았다. 그 결과 야간 근무 후에는 혐오, 스트레스와 같은 부정적인 표정에 모두 감수성이 떨어지는 경향을 보였고, 특히 혐오 얼굴에 대한 감수성 저하가 우세하게 나타났다.

수면이 불규칙해지면 상대의 감정을 인지하는 관찰력이 떨어진다. 이는 뇌 편도체의 폭주와 관련되어 있다.

수면이 부족하면 예민해지고 쉽게 짜증이 나서 그 화살이 타인에게 꽂히기 쉽다. SN의 일부인 뇌의 전대상회가 정상적으로 작동하지 않게 되어 감정을 관장하는 편도체가 부정적인 것에 과잉반응을 보인다. 수면이 부족하면 타인의 감정을 읽어내는 능력을 떨어뜨려 생각과 감정을 정확히 이해하지 못하게 된다. 상대의 기분을 제대로 파악하지 못해 그 상황에 맞는 대응이 어려워지게 되는 것이다.

회사 전체를 대상으로 한 연구에서도 수면 부족은 당사자뿐 아니라 주위 사람들과 조직에도 영향을 미친다는 사실이 밝혀졌다. 잠을 더 오래 잔 날에는 동료의 실수를 잘 알아차리게 된다. 충분한 수면 시간은 각성 수준을 유지시켜 결과적으로 자신뿐 아니라 주위 사람들의 작업이 안전하게 이뤄지는지 확인할 수 있는 집중력 향상으로 이어지기 때문이다. 특히 직장에서의 업무가 안전이 최우선이라면 앞으로 구성원 전체의 수면량 확보에 대한 교육도 시작해 보면 좋을 것이다.

6시간 수면이 일주일 간 이어지면 뇌 기능은 하룻밤을 꼬박 새운 상태와 비슷한 수준이 된다는 연구 결과도 있다. 단시간 수면이 계속되어 수면 부채가 쌓이면 인지 기능이 서서히 떨어진다. 수면 시간이

6시간 이상이거나 수면 만족감이 있는 그룹에서는 노동 시간과 우울 및 노동 재해와의 관련성이 인정되지 않은 반면, 수면 시간이 6시간 미만이거나 수면 만족감이 없는 그룹에서는 총 노동 시간이 길어짐과 동시에 우울 상태에 빠지거나 노동 재해가 일어나기 쉽다는 것이 밝혀졌다. 즉 수면에 문제가 있고 몸의 컨디션이 나쁘면 스트레스에 더 쉽게 노출되어 무기력해지거나 불안해지는 등 마음의 건강에도 이상이 생기기 쉽다.

수면 부족이 근로자의 생산성의 하락을 야기한다는 보고는 많다. 영국의 임상 실험 결과에 따르면 수면 시간이 6시간 이하인 근무자들은 7~8시간인 근무자들에 비해 생산성이 현저히 낮았다. 수면이 생산성 향상에 가장 큰 영향력을 발휘했다는 것이다. 경제난에 의한 정신적인 스트레스나 신체 건강 역시 생산성에 영향을 미치지만, 단기적으로 큰 영향을 주지 않는 것으로 나타났다.

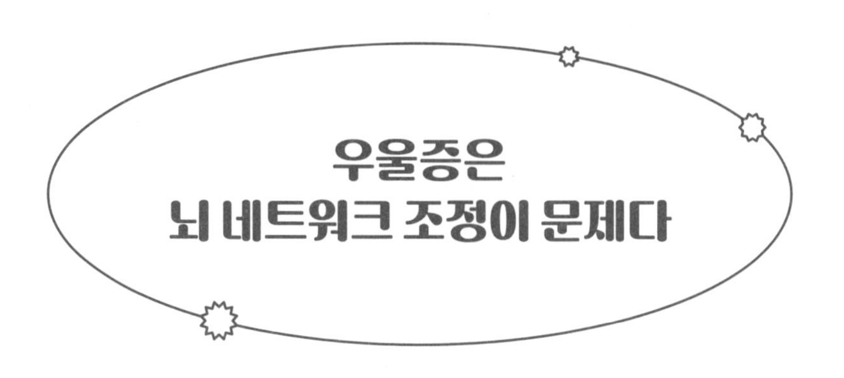

우울증은 뇌 네트워크 조정이 문제다

일을 할 때 성과를 내야 한다는 압박에 '나는 더 잘할 수 있어!' 하면서 업무 능력을 높이고자 애쓰는 직장인들이 적지 않을 것이다. 혹시 지금도 잠잘 시간을 쪼개어 일하고 있지는 않은가? '24시간 싸울 준비가 되어 있어야 한다'는 구호는 더 이상 공감을 얻지 못하는 시대다. 하지만 현실은 세계 제1위의 잠 부족 국가다. 다른 나라의 수면 시간과 비교했을 때 수면 시간이 짧다는 것은 부인할 수 없는 사실이다.

가정에서, 직장에서, 사회에서 여러 역할을 요구받는 현대인들은 수면 부족에 빠지기 쉽다. 낮 동안 격무에 시달린 사람일수록, 또한 성과를 내려고 바둥바둥하는 사람일수록 시간이 아까워 잠을 줄이게 된다. 하지만 수면이 부족한 상태에서는 아무리 애를 써도 업무 능력은 떨어지기 마련이다.

원래 '뇌의 능력을 높인다'는 말은 무엇을 뜻할까? 지금까지 의료적인 관점에서는 뇌를 부위별로 분해하여 각각의 기능을 보는 것이 주류였다. 그러나 fMRI 등 검사의 발전과 함께 최근 10년간 뇌를 밝혀내는 데 큰 진전이 있었다. 근래 들어서는 뇌를 부위별로 보는 것이 아니라 부위와 부위의 연결을 보는 '뇌 네트워크' 사고가 주류를 이룬다.

뇌 안에는 감정 조절이나 운동, 감각 등을 담당하는 여러 가지 신경망이 있다. 그중 일하는 능력과 관련 있는 것이 CEN, DMN, SN 등 세 가지 네트워크다.

무언가를 실행해서 집중하고 있을 때 작동하는 것이 CEN이다. 등외측전전두피질, 후두정피질 등으로 구성되어 있으며 계획 짜기, 주의 배분, 최종 목표를 향해 계획을 세우고 결과를 예측하는 능력, 현재의 행동을 인식하고 억제하는 능력을 관장한다.

CEN의 활성이 저하된다는 것은 어떤 과제를 수행하기 위한 생각이나 행동이 뒤떨어질 수 있다는 뜻이다. 사람이 느려지고 굼떠지는 것이다. 일도 제대로 하지 못하고 새로운 학습 능력이 현저히 떨어진다. 한편 CEN이 작동되지 않고 아무것도 하지 않고 있거나 멍한 상

세계 여러 나라의 수면 시간

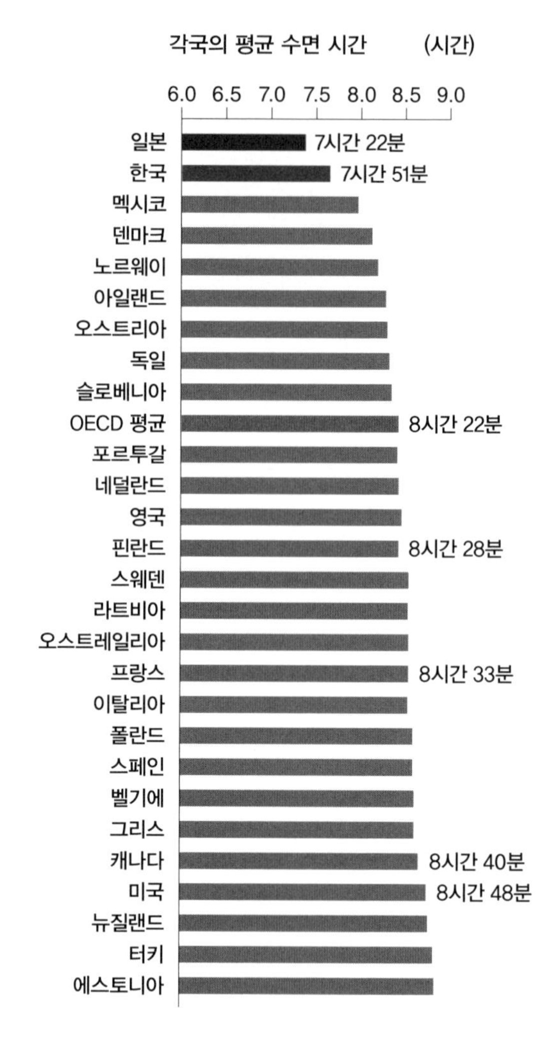

OECD의 수면 시간에 관한 국제 비교 조사(Gender Data Portal 2020)

태일 때 활성화되는 것이 DMN이다. DMN에는 내측전전두피질, 복측전대상회, 후부대상회, 하두정피질, 내측두피질 등이 포함된다. 외부적인 자극과 상관없는 사고를 할 때 활동성이 증가하는 영역이며, 기억을 정리하고 연상하거나 생각이 꼬리를 무는 반추 사고, 자신과 관련 짓기 등과 연관되어 있다.

CEN과 DMN은 시소와 같은 관계에 있는데, 이를 조정하는 것이 SN이다. 멍한 상태로 있다가도 특정한 자극에 집중할 수 있도록 돕는 SN은 뇌의 전부도피질과 배측전방대상피질, 편도체, 중간뇌 등으로 구성되어 있다.

우울증이 있으면 쉬는 동안에 DMN이 비정상적으로 활성화된다. 소위 멍 때리는 정도가 심해지는 것이다. DMN이 과잉활동을 하는 동안 외부에서 어떤 작업을 시키면 DMN에서 잘 벗어나지 못한다. DMN에서 CEN으로 바꿔주는 역할을 하는 SN에도 장애가 있고, CEN 활성도 떨어지게 되는 것이다. 예를 들어 회사에서 밤늦게까지 남아 일할 때 눈앞의 일을 빨리 끝내고 싶어도 낮에 고객한테 받은 불합리한 요구와 상사의 따끔한 지시가 떠올라 좀처럼 작업에 집중할 수 없다. 이럴 때 DMN이 활성화되어 있다. 반추 사고에 빠져 사고가 점점 더 분산되어 생각을 멈추려 해도 의지와 관계없이 계속되는 상태다.

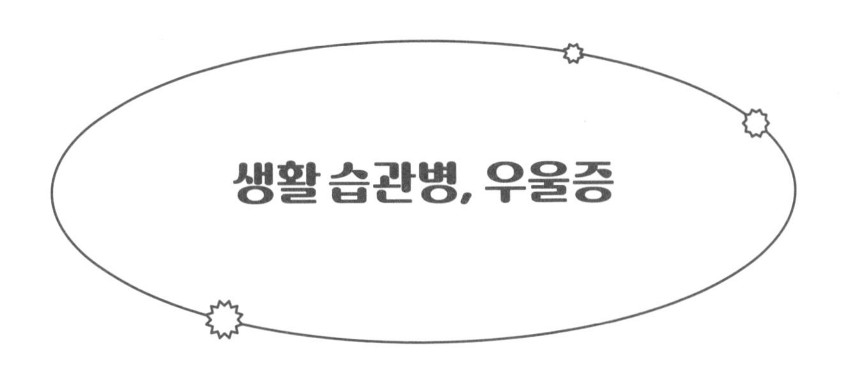

생활 습관병, 우울증

우울증은 DMN 내부의 결합과 DMN과 SN의 결합이 강해진 상태다. 우울증이라고 하면 뇌가 병든 것이라 평생 회복할 수 없다고 생각하는 사람도 있다. 그런데 직장인들을 진료하다 보면 뇌 질환 때문이 아니라 생활 습관 때문에 우울증에 걸린 경우를 흔히 볼 수 있다.

밤늦게까지 스마트폰과 컴퓨터를 사용하면서 게임 등을 하느라 아침에 일어나지 못하고, 머리가 멍한 상태로 계속해서 일한다. 부족한 잠은 휴일에 몰아서 자고 다음 날은 축 쳐진 상태로 출근한다. 그러다 보면 생활 리듬이 불규칙해져 식사 시간도 식단도 뒤죽박죽되기 십상이고, 몸을 움직일 기력이 없어 운동 부족과 체력 저하로 이어진다. 컨디션이 안 좋은 상태로 계속해서 일하다 보니 실수가 잦아지거나 제 능력을 발휘하지 못해 의기소침해진다. 결국 이러한 악순환이 되풀이되어 우울증이 생긴다.

이렇게 흐트러진 생활이 계속되면 뇌 네트워크에서는 DMN의 결합이 강해진다. 즉 우울증은 뇌에만 원인이 있는 게 아니라 식사와 수면, 운동과 일하는 방식 등 라이프 사이클과도 큰 관련이 있다.

우울증은 가장 흔한 정신 질환 중 하나로 10명 중 1명은 평생에 한 번 우울증에 걸린다. 여자가 남자에 비해 두 배 정도 많으며, 진단받지 않은 잠재적인 우울증의 경우도 우울증 환자와 비슷한 수치라고 알려져 있으니 우울증은 더 이상 신기한 병이 아니다.

우울 상태에는 여러 가지 원인과 단계가 있다. 우선 사회심리적인 원인으로는 대인관계에서 타인으로부터 관계 욕구 충족에 실패하거나, 자기의 능력과 가치에 만족하지 못하는 경우에도 우울증이 생길 수 있다.

생물학적인 원인으로 우울증은 뇌의 신경전달물질 불균형으로 인해 생긴다. 흔히 세로토닌이라는 신경전달물질의 저하가 우울증과 관련되므로, 항우울제는 신경전달물질을 조절하여 우울증의 원인을 치료한다.

규칙적인 생활에 스트레스가 될 만한 상황이 없는데도 침울해져 우울한 사람도 있는가 하면, 자신이 어찌할 수 없는 상황이나 가정 문제에 맞닥뜨려 끊임없이 생각하다 반추 사고에 빠져 우울해지기도 한다. 밤늦게까지 깨어 있다가 늦잠을 자는 것과 같이 불규칙한 수면과 식습관, 운동 부족 등 불규칙한 생활 습관 때문에 우울 상태에 빠지는 사람도 있다.

우울증은 의욕 저하가 대표적인 증상이지만, 연령과 성별에 따라 독특하게 표현되기도 한다. 특히 감정을 표현하기보다는 감추는 것에 익숙한 사람이라면 우울증이 우울한 감정보다 신체적 증상으로 표현되는 경우가 많다. 여성의 경우 산후 우울증, 갱년기 우울증 등 특정 시기에 우울증의 위험이 높아지기도 한다.

특히 바쁘게 살아가는 현대인들에게 종종 나타나는 번아웃 증후군도 우울증의 환경적인 요인이다. 우울증이 생기면 몸과 정신 모두에 영향을 끼친다. 먼저 체력이 방전되어 피로해지고 활력을 잃으면서 잠을 자지 못하거나 반대로 과다수면을 하기도 한다. 감정 조절이 잘 안 되고 분노와 두려움, 절망 등의 감정이 강해져 울음으로 표현하는 경우가 많아진다. 정신적으로는 정상적인 생각이나 판단이 어려워지고 통제가 잘 안 되는 경험을 하게 된다.

우울증이라는 병은 '마음의 감기'라는 식으로 두루뭉술하게 원인 없이 생기는 병이 아니다. 개개인의 성격, 삶에 대한 태도 등과 연관되어 좌절감이나 분노, 불안 등으로 전환되어 나타나기도 한다.

우울증 치료는 대개 약물 요법을 중심으로 이루어진다. 근거 중심의학이 중요한 의료 현장에서 사례가 축적되기 쉬운 약물 요법이 주를 이루게 된 것이다. 게다가 교육하기 쉽다는 점도 그 이유 중 하나일 것이다. 의료 수가를 맞추려다 보면 의사가 시간을 들여 상담을 해주기보다 약물 요법에 집중하는 편이 짧은 시간 동안 많은 환자를 볼 수 있다. 게다가 검사와 투약 등 더할 수 있는 것을 추가하면 할수록 병원 수입이 높아지기 때문이다.

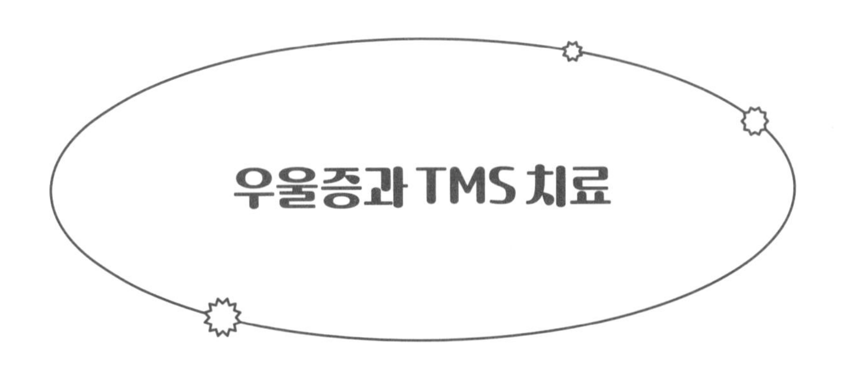

최근 몇 년간의 연구에서는 항우울제가 생물학적인 감정과 관련된 뇌 네트워크를 개선해주지만, 주의·집중력 등 인지 기능과 관련된 뇌 네트워크로 변화하기는 어렵다는 것이 밝혀졌다. 항우울제를 써서 우울 초기 증상이 개선되었더라도, 인지 기능 저하 등의 기능 장애가 남아서 결국 삶의 질(QOL)이 저하된다는 것이 풀어야 할 과제다. 이런 문제를 해결하기 위해 새롭게 등장한 것이 약물 요법보다 효과가 높고 부작용이 적은 제4의 우울증 치료인 TMS(Transcranial Magnetic Stimulation) 치료다.

TMS란 자기 에너지를 이용하여 뇌 내의 신경세포에 자극을 주는 치료법이다. 자기장 치료라고도 하며, 머리 가까이에 전자기 코일로 자기장을 발생시킨 뒤 뇌의 특정 부위의 신경세포를 활성화한다. TMS 치료는 신경전달물질을 조정하고, 뇌혈류와 뇌 대사, 뇌 네트워크를 조절한다. 염증 반응을 저하시키고 BDNF(뇌유래신경영양인자)를 증가시키는 등 다양한 작용 원리로 우울 상태인 뇌의 능력을 개선해 준다는 것이 밝혀졌다. TMS 치료는 미국 등 해외는 물론 국립의료원, 주요 대학병원 등 여러 곳에서 사용 중인 만큼 안전이 입증된 치료다. 약물치료를 받았음에도 효과가 없거나 부작용과 내성으로 어려움을 겪는 환자들에게도 도움이 된다.

하버드 대학의 TMS 센터에는 우울증, 조울증, 불안 장애, 강박 장애 등 정신과 영역에서부터 파킨슨병, 헌팅턴병 등 신경 내과 분야, 뇌졸중 후의 언어 장애, 운동 장애 등의 재활 분야, 임신과 출산에 관련된 여성 분야까지 TMS 치료가 폭넓은 분야에서 이루어지고 있다.

최근 연구 결과 많은 정신질환이 뇌 네트워크의 이상에서 비롯된다는 것이 판명되었다. 따라서 TMS 치료는 향후 정신과 영역에서 한층 더 큰 역할을 담당할 잠재력을 갖고 있다. 정신질환뿐 아니라 건강한 일반인을 대상으로 하는 헬스 케어도 TMS 치료의 중요한 영역이다. 일반인들도 집중력을 높이고 머리가 맑은 상태에서 일하기 위해 회사에 가기 전 TMS 치료를 받으러 클리닉을 찾기도 한다.

단, 환자들을 진료하면서 TMS 치료 사례를 많이 경험하다 보니 이 치료 또한 만능은 아니라는 것을 알게 되었다. TMS는 치료의 한 방법일 뿐 정답이라고 할 수는 없기 때문이다. 뇌도 신체의 일부라서 수면과 식사, 운동 등의 리듬이 깨지면 다시 치료 전 상태로 돌아가고 만다.

치료의 최종 목표는 의료기관에 의존하지 않고 스스로 안정 상태를 유지하는 것이다. 그러기 위해서는 TMS 치료뿐 아니라 수면, 식사, 운동, 그리고 일하는 방식 등을 포함한 라이프 스타일 전체의 개선이 필요하다.

TMS 치료는 혼자 힘으로 생활과 증상 개선이 어려울 때 우울 상태를 개선하는 데 큰 도움이 된다. 우울 상태가 어느 정도까지 회복되고 나면 TMS 치료뿐 아니라 라이프 스타일 치료제인 수면 자가 케어가 가능하도록 생활 지도도 함께 이루어진다. 재발 방지를 돕고 뇌가 혼자 힘으로 정상적인 능력을 유지할 수 있게 하기 위해서다.

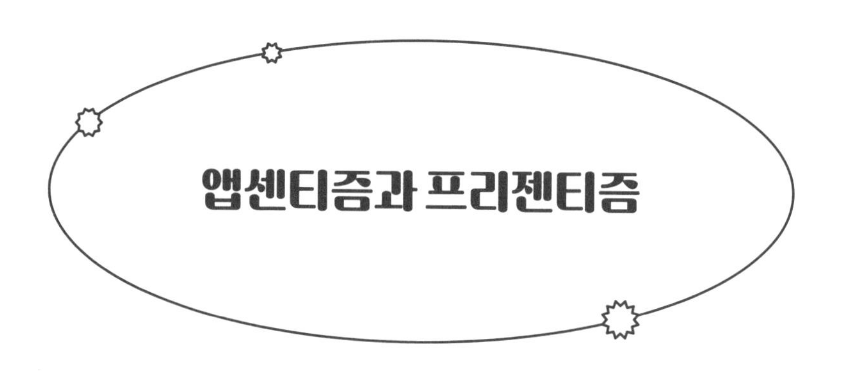

앱센티즘과 프리젠티즘

한때 웰빙 열풍이 불었고, 사회의 전반적인 소득 수준이 개선되면서 이제는 '먹고 사는 것'에서 나아가 '잘 먹고 잘 사는 것'이 중요해졌다는 이야기가 상식처럼 자리 잡았다. 전 세계적으로 코로나19 바이러스가 확산되면서 요즈음은 과거 어느 때보다 사회적으로 건강에 대한 관심이 높다.

프리젠티즘(Presenteeism)과 앱센티즘(Absenteeism)은 생산성과 직결된 신체와 정신의 문제에 따른 비용을 말하는 것으로, 노동자의 건강 문제, 즉 일하는 방식의 개선이나 건강 경영의 차원에서 논의할 때 사용되는 용어다.

프리젠티즘은 회사에 출근했지만 신체·정신적인 문제로 인해 업무 능력이나 성과가 떨어지는 상태를 말한다. 머리가 멍해서 집중력이 생기지 않고, 실수가 잦아지며 의욕이 생기지 않는 등 몸과 마음의 건강 상태가 악화되어 업무 능력이 저하되는 상태에서 일했을 때 생기는 손실을 가리킨다. 말하자면 출근해도 발생하는 손실이다.

앱센티즘은 결근에 따른 손실이다. 쉬는 동안에 업무가 중단되고, 주위 사람이 대신 일을 하거나 대체 인재를 고용하는 데 드는 비용 등의 손실을 포함한다.

언뜻 보면 출근보다 결근으로 발생하는 비용이 더 커보일지 모른다. 하지만 사실 앱센티즘보다 프리젠티즘의 비용이 더 크다.

미국 노스캐롤라이나 주에서 발생한 졸음운전 사고의 발생 시각을 분석해 보았더니, 점심시간 직후와 이른 아침 시간대에 사고가 집중되어 있었다. 이처럼 생리적으로 졸음이 쏟아지는 점심시간 직후의 시간대에 중요한 일을 하면 실수를 범하기가 쉽다.

점심 식사 후에 졸음이 오는 것은 칼로리를 섭취로 혈당이 올랐기 때문이라고 생각할 수 있다. 하지만 한 시간마다 적은 양을 먹거나 점심 식사 시간을 두 시간 앞당기거나 또는 점심 식사를 걸러도 오후에는 졸음이 온다는 보고가 있다. 수면 리듬 때문에 일어난 지 8시간쯤 되면 생리적인 졸음이 발생하게 되는 것이다. 이 때문에 사고나 실수도 많이 일어난다.

앱센티즘과 프리젠티즘

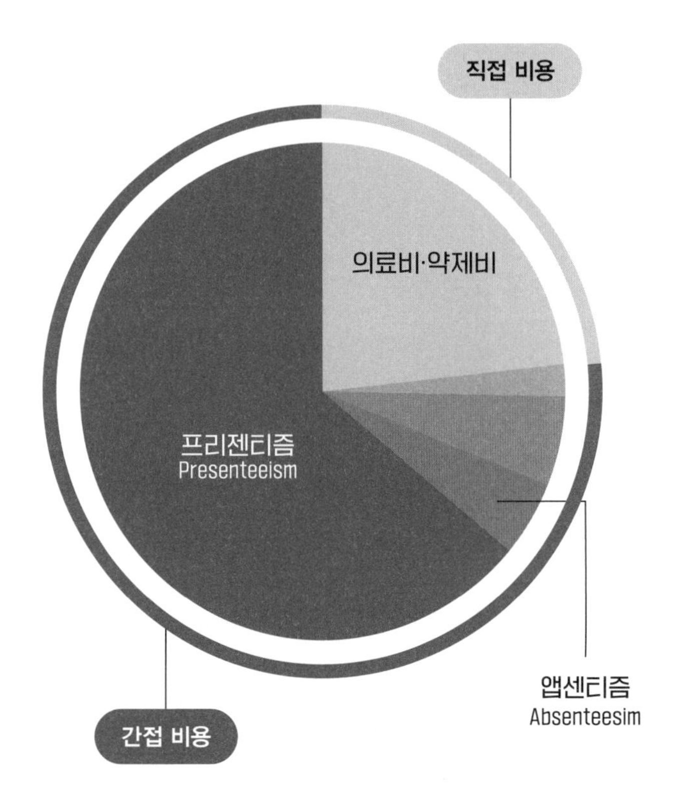

생산성 저하가 60% 이상을 차지하며
의료비 이상으로 비용이 발생한다.

참조: Dee W. Edlington and Wayne N. burton

졸음 사고와 교통량

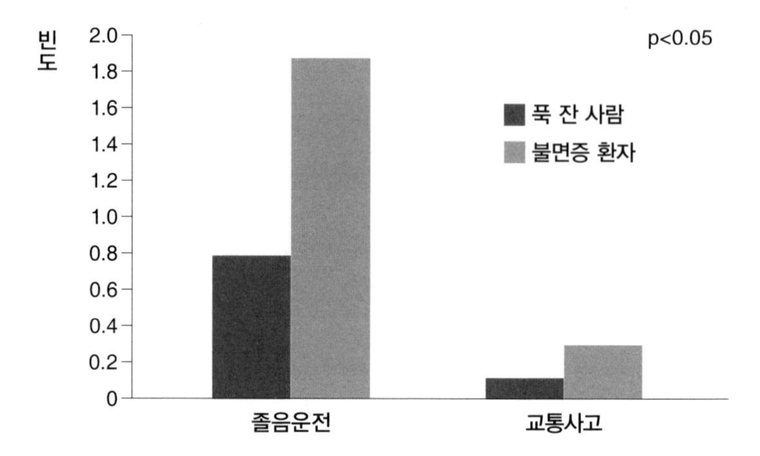

Problems with Sleep Disorders in Relation to Driving Kuniyuki Niijima, MD and Shigefumi Koike, MD, PhD

프리젠티즘에 영향을 미치는 요인은 고혈압, 당뇨병, 알레르기, 여성 호르몬의 불균형 등 신체적인 병이나 이상 증세, 흡연과 음주, 수면 등의 생활 습관, 주관적 건강감(자신이 건강하다고 느끼는 정도)과 스트레스와 같은 심리적 측면 등이다. 도쿄대학의 조사 결과에 따르면 생산성 저하에 가장 큰 영향을 주는 것이 이러한 주관적 건강감이었다. 달리 말하면, 건강을 위해 무언가를 하고 있는 건강에 적극적인 사람일수록 심신의 이상을 덜 느끼고 건강함을 더 잘 느낄 수 있다는 것이다.

수면은 매일 꼭 해야 하는 것인 만큼 습관화하기 쉽다. 수면 투자는 주관적으로 자신이 건강하다는 생각을 갖게 하여 건강뿐 아니라 업무 능력을 향상시켜 생산성을 유지할 수 있게 한다. 수면은 충전을 위한 투자다. 수면으로 인지 능력을 회복하기 때문이다.

수면 부족은 '자아 고갈'로 이어진다. 자아 고갈이란 충동 등을 제어하는 데 필요한 에너지가 고갈되는 것을 말한다. 인간의 정신 작용은 유한한 양의 자원에 의존한다. 두뇌의 자원이 유한하기 때문에 정신적 노력을 많이 하면 할수록 고갈된다. 고갈된 자원을 다시 채우는 가장 효과적인 방법이 적절한 수면이다. 수면으로 자원을 보충하지 못하면 특히 자기조절에 필요한 에너지를 사용할 수 없게 된다. 수면 부족이 의사결정의 질을 떨어뜨리는 이유다. 따라서 리더나 관리자의 수면 부족은 조직에 특히 해롭다. 수면 부족은 부하직원에 대한 비인격적 행동으로 이어질 수도 있기 때문이다.

직원들의 수면 시간을 줄일 수 있다면 보다 많은 시간을 업무에 할애할 수 있다고 생각할 수 있다. 그러나 수면은 낭비가 아니라 생산성 향상에 직결되는 투자다. 이익을 극대화하기 위해서는 조직이 구성원의 수면도 관리할 필요가 있다.

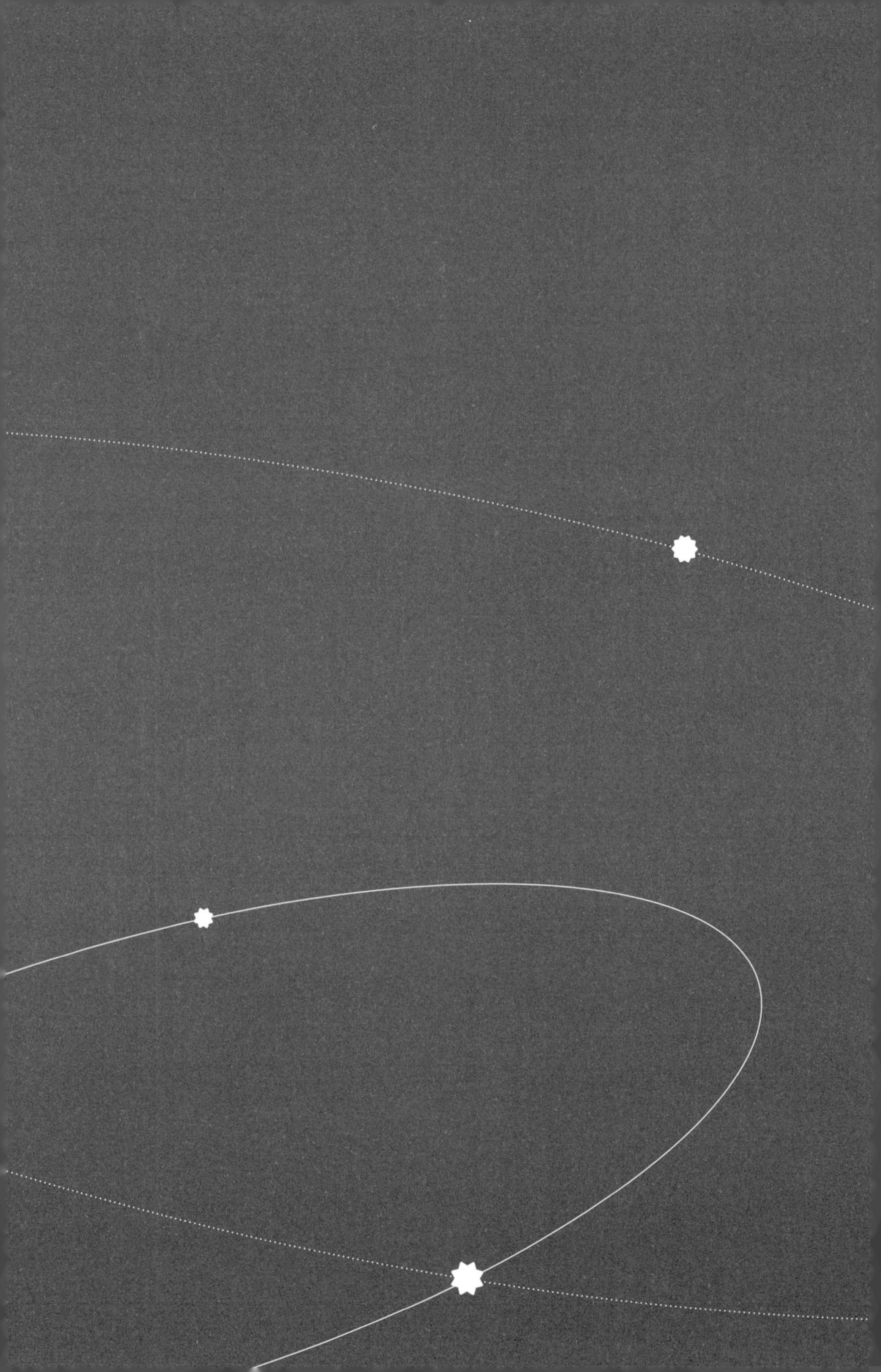

제3장

최고의 수면 투자 1 수면법

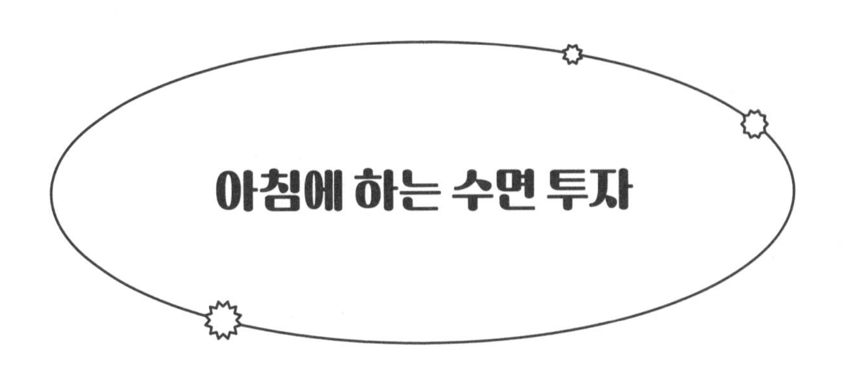

✸ 아침 햇볕이 졸음을 각성으로 전환시킨다

인간에게는 중추 시계와 말초 시계라는 두 가지 체내 시계가 있다.

중추 시계는 햇볕을 쐐야 작동이 시작된다. 햇볕을 쬐면 수면을 관장하는 멜라토닌이 저하되어 빛을 쬐고 14~16시간 지나 다시 상승하기 시작한다. 아침 햇볕이 졸음을 각성으로 전환시키는 스위치다.

매일 아침 같은 시간대에 5분 이상 햇볕을 받으면 수면 리듬은 안정을 찾게 된다. 눈을 뜨면 커튼을 젖히고 창에서 1미터 이내의 양지에서 볕을 쬐자.

인간이 각성하는 데는 일정 강도 이상의 빛이 필요하다. 방에 불을 켜는 정도로는 깨지 않는다. 일반 가정에서는 불을 켜봐야 방의 밝기는 500럭스(Lux) 정도에 그친다. 뇌가 '아침'이라고 각성하려면 이보다 더 강한 1,000~2,500럭스의 빛이 필요하다.

양지에서 볕을 쬐는 시간이 아깝다면 창가에서 이를 닦고, 베란다에서 아침 식사를 하고, 화분이나 정원을 가꾸는 것도 효과가 있다. 볕을 쬐는 것을 평소 활동에 끼워 넣으면 습관 들이기가 쉽다.

흐린 날이나 비 오는 날, 밖이 아직 어두운 날에는 책상이나 테이블 조명에 얼굴을 가까이 가져가자. 실내의 빛이라도 1,000럭스 이상의 빛을 뇌에 도달하게 할 수 있다. 이때 조명에 얼굴을 가져가도 직접광을 보지 않도록 시선을 틀어주면 눈이 편안해진다.

아무래도 한잠 더 자야겠다 싶을 때는 침대에서 나와 창가의 빛이 드는 곳에서 다시 잠을 청하자. 눈을 감고 있어도 망막에서 뇌로 빛을 전달할 수 있다. 일어나고 싶은 시간보다 일찍 눈이 떠져 졸리지 않을 때는 방 전체를 어둡게 하고 작은 조명으로 근처만 밝게 해서 책을 읽는다. 빛이 닿으면 체내 시계가 초기화되기 때문에 시간에 따라서는 빛에 닿지 않게 할 방법을 찾는 것도 생체 리듬을 크게 교란시키지 않는 방법이다.

✸ 아침에 할 일을 만든다

휴일에 늦게까지 잠을 몰아서 자는 사람은 아침(오전 중)에 할 일을 만들자. 인간의 뇌는 참 흥미롭게도 '내일 아침은 9시에 약속이 있으니 7시에는 일어나야지' 하고 시뮬레이션을 할 수 있다. 따라서 잠들기 전에 '내일은 아침 7시에 일어난다'라고 세 번 말하고 자면, 거의 비슷한 시간에 눈이 떠지게 된다. 아침에 일어나기 힘들어 알람을 여러 차례 맞춰 놓는 사람도 있을 것이다. 그렇지만 이 알람시계가 일어나는 것을 더 어렵게 만든다. 뇌가 몇 시에 일어나야 할지 모르는 상태가 되어 아무리 자도 개운하게 일어나지 못한다. 알람이 한 번만 울리는 게 두렵다면 20분 간격을 띄워 2단계로 설정하자.

휴일은 오후까지 늘어지게 자고 휴일 다음날엔 컨디션이 나빠져 고민이라면, 휴일 아침에 할 일을 만들자. 휴일도 평일에 일어나던 시간의 전후 한 시간 이내에 일어난다. 아침에 일어났는데 아직 잠이 부족하다 싶을 때는 그날 밤에 일찍 자는 방식으로 잠자는 시간을 조정한다. 일어나는 시간을 일정하게 해야 신체 리듬이 정돈된다.

물론 야근을 하거나 새벽까지 술을 마신 다음날까지 무리하게 할 일을 만들 필요는 없다. 단, 일어나서 볕을 쬐는 시간은 일정하게 하자. 다시 잠을 자도 상관없다. 햇볕을 받으면서 다시 잠을 청한다면 체내 시계는 잘 흐트러지지 않는다.

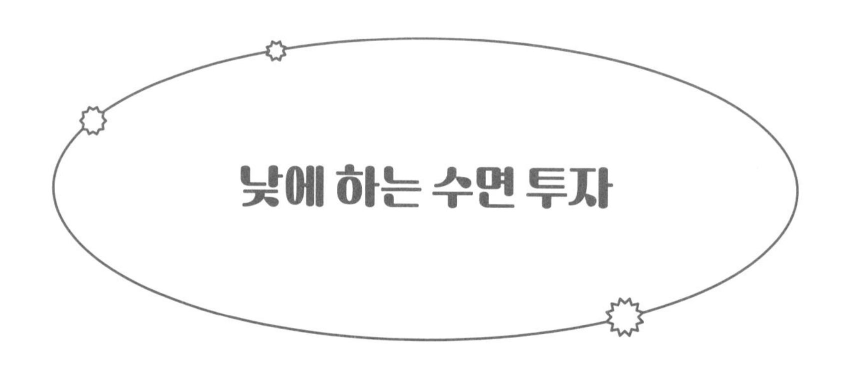

낮에 하는 수면 투자

✸ 계획된 토막잠

일어난 지 4시간이 지나면 머리가 가장 맑아지고, 8시간이 지나면 생리적으로 졸음이 발생해 뇌의 능력이 떨어진다. 아침 6시에 일어났다면 오후 2시쯤이다.

점심 식사 후에 졸음이 오는 것은 혈당치의 변화와도 관련이 있겠지만, 점심을 먹든 먹지 않든 체내 수면 리듬의 영향으로 졸음이 오게 되어 있다는 연구 결과도 있다. 이때 졸음을 참고 무리해서 일하면 능력을 발휘하기는커녕 오히려 실수를 일으켜 큰 사고로 이어질 가능성이 있다. 생리적인 졸음으로 업무 능력이 떨어진다면 그 대책으로 계획된 토막잠을 추천한다.

40세 이상이라면 시간을 조금 더 늘려서 20분간 토막잠을 자도 좋다. 인간의 수면 시간은 연령에 따라 다르다. 하룻밤의 수면량은 나이가 들수록 줄어든다.

예컨대 아기는 하루 대다수 시간을 잠으로 보낸다. 15세 전후로 하루 약 8시간, 25세에 약 7시간, 45세에는 약 6.5시간, 65세가 되면 약 6시간이 된다. 대략 20년에 30분 정도씩 줄어든다. 또한 여성보다 남성이 아침형 인간이 되는 경향이 더 크다는 보고도 있다.

수면 시간은 계절에 따라서도 달라진다. 일조 시간이 짧은 가을에서 겨울까지는 수면 시간이 길어지고, 일조 시간이 긴 봄에서 여름에 걸쳐서는 짧아진다. 계절에 맞게 토막잠 시간을 10~15분 사이에서 조정하는 것도 좋은 방법이다.

토막잠을 30분을 넘게 자버리면 깊은 잠에 빠지기 쉽다. 그러면 밤잠에 영향을 주게 된다. 낮 시간대 계획된 토막잠은 15분 정도로 마치자. 깊은 잠에 빠졌다가 눈을 뜨면 이후에도 머릿속이 맑지 못하고 멍해진다. 이때 똑바로 눕거나 몸을 옆으로 하면 잠이 깊어지기 쉬우므로 앉은 채 자는 것이 좋다. 깊은 잠에 빠지기 어려운 상태에서 뇌를 쉬게 해야 한다.

계획된 토막잠을 자는 요령

1. 졸음이 오기 '전'에 '계획된' 토막잠을 잔다.
2. 커피나 홍차 등 카페인이 함유된 음료를 마신다. 카페인은 약 15~20분만에 효과가 나타나 눈이 잘 떠지게 만든다.
3. 토막잠은 10~15분 정도가 좋다. 이때 알람 설정을 해두자.
4. 의자에 앉은 채 엎드려서 목을 고정한다.
5. 눈만 감고 있어도 된다. 토막잠이라고 하면 꼭 잠을 자야 한다고 생각할 수 있는데, 눈만 감고 있어도 뇌가 쉴 수 있다.

계획된 토막잠은 잠이 오기 전에 실행하는 것이 중요하다. 이미 졸음이 올 때는 깊은 잠에 빠지기가 쉽기 때문이다. 졸음이 오기 시작했다면 이미 능력이 떨어져 있는 상태다. 능력을 잘 조절하려면 졸리기 전에 토막잠을 자야 한다.

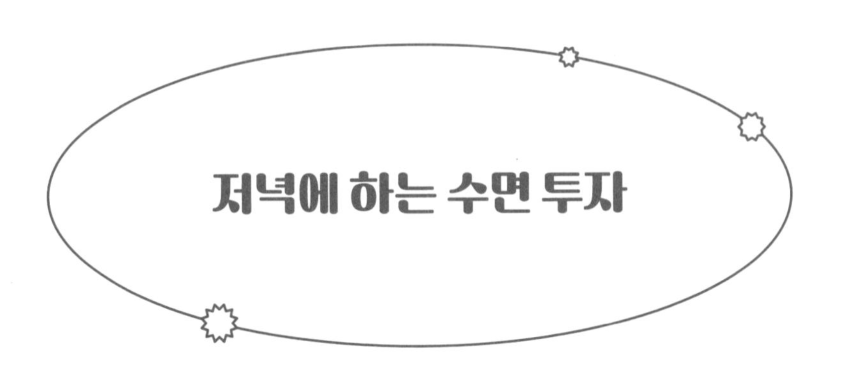

저녁에 하는 수면 투자

✸ 심부 체온을 높인다

잠을 잘 때의 온도도 건강에 많은 영향을 미친다. 사람의 체온은 잠잘 때 1~1.5도 정도 내려가기 때문에 감기 등 면역질환을 예방하기 위해서는 수면 온도에 신경 써야 한다.

인간은 심부 체온이 떨어지면 졸음이 오고 심부 체온이 올라가면 눈이 뜨인다. 생리적인 체온 리듬에서는 저녁에 심부 체온이 올라간다. 가벼운 저녁 운동은 체온을 높여 잠잘 때 상대적으로 체온이 잘 떨어지게 만들어 잠을 깊이 잘 수 있다. 반대로 퇴근길 지하철에 서서 졸면 밤잠에 영향을 줘서 잠이 잘 안 오게 된다.

잠들기 1~2시간 전에는 운동을 피하는 것이 좋다. 에너지와 체온을 높여 오히려 잠드는 것을 오히려 방해할 수 있기 때문이다. 저녁 운동은 15분 빨리 걷기, 계단 오르내리기 등 근육 펴기 정도로도 충분하다. 간단한 스트레칭을 하면 혈액 순환이 잘 되어 숙면에 도움을 주고, 아침마다 붓는 사람에게도 도움이 된다.

하루 체온의 리듬을 안정시키려면 체온을 유지하기 위한 어느 정도의 근육량이 필요하다. 수면에 대한 투자로서 평소 몸을 움직이고 근육 트레이닝으로 체온을 조절할 수 있는 기반을 만들어 둔다면 숙면에 좋을 것이다.

✸ 16시 이후에는 잠들지 않는다

토막잠을 잤는데도 졸려서 도저히 머리가 돌아가지 않는다면 수면이 상당히 부족한 상태다. 이때는 최대 3시간까지 자도 좋다. 단 오후 4시는 넘기지 말자. 오후 4시 이후 장시간 수면은 밤잠에 영향을 준다.

오후 4시 이후에 졸음이 오면 눈만 감고 있는다. 그래도 졸려서 못 참겠다면 15분만 토막잠을 자거나 그날 일찍 잠자리에 들도록 하자.

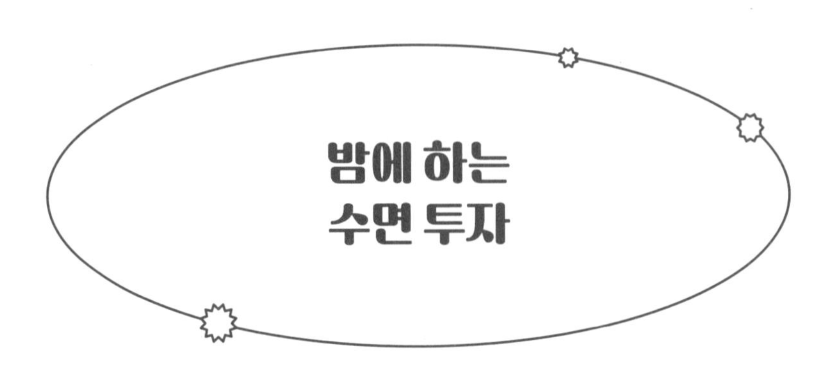

밤에 하는 수면 투자

✸ 잠이 안 오면 침대에서 나온다

취침하기 2~4시간 전은 하루 중 가장 잠이 안 오는 시간대다. 멜라토닌은 햇볕을 쬐고 14~16시간이 지나면 분비된다. 잠자기 직전 두세 시간은 멜라토닌의 양이 가장 적어서 일찍 자려 해도 좀처럼 잠이 오지 않는다.

일찌감치 침대에 들어가 눈을 감고 있는데 잠이 아예 안 온다거나, 아침에 일찍 깼다가 다시 잠이 오지 않아 자는 것도 안 자는 것도 아닌 멍한 상태로 있다가 일어나니 개운치 않았던 경험이 있을 것이다.

잠이 잘 안 올 때는 수면을 보충하기 위해 누워 있는 시간을 늘리는 경향이 있다. 예전에는 잠이 잘 안 오고 피로가 가시지 않을 때는 낮에라도 누워야 한다고 했지만, 지금은 낮의 토막잠은 짧게 끝내고 누워 있는 시간을 줄이는 것을 추천한다. 불면증으로 졸리지 않은데 애써 잠을 청하기도 하고, 3시간이고 4시간이고 잠이 안 와서 침대 속에서 잠들기를 기다리는 사람도 있다.

사실 졸리지 않은데 침대에 머무는 것은 오히려 역효과를 낳는다. 뇌는 단순하기 때문에 졸리지 않을 때 침대로 들어가면 '이곳은 잠자는 장소가 아니다' 하고 인식해 오히려 눈이 말똥말똥해진다.

이럴 때는 잠을 안 자는 방법으로 수면을 조정하기도 한다. 기상 시간을 일정하게 해서 누워 있는 시간을 줄이고, 졸리기 전에는 침대로 가지 않는다. 오늘 잠을 못 잔다고 해서 죄책감을 가질 필요는 없다. 평소 환자들에게 '일찍 자고 일찍 일어나기'가 아니라 '일찍 일어나고 일찍 자기'의 형태로 리듬을 조정해야 실천하기 쉽다고 조언한다. 오늘 잠을 못 자면 내일, 모레, 일주일 뒤 하는 식으로 멀리 보고 조절해서 잠을 잘 수 있게 되면 그만이다.

잠이 안 올 때는 차라리 침대에서 나오자. 방 전체에 불을 켜면 각성 상태가 되므로 방 전체의 밝기는 낮추고 침대 한편에만 불을 켠다. 디지털 기기에서 벗어나 책을 읽거나 라디오를 듣자. '리듬이 무너지지 않을까', '잠이 더 안 오면 어쩌지' 하는 생각이 들겠지만, 잠이 안 올 때는 무리해서 자려고 침대 속에 들어가 있는 것보다 깨어 있는 상태에서 시간을 보내는 것이 좋다. 그러면 수면압이 상승해 잠에 훅 빠지게 되어 수면 효율이 높아진다.

이때 조명은 백열등 같이 따뜻한 오렌지색 전구를 쓰는 것이 바람직하다. LED등이나 형광등과 같이 색온도가 높은 빛은 백열등과 같은 난색계열 빛에 비해 각성 작용이 강하다.

흔히 어두운 곳에서 책을 읽으면 눈이 나빠진다고 알고 있다. 하지만 어두운 곳에서 보는 것보다 바짝 가까이서 보는 게 눈에 더 영향을 준다. 주변만 밝게 하여 거리를 두고 책을 읽으면 눈은 나빠지지 않는다.

항상 같은 시간에 일찍 깨어나는 사람들은 보통 눈이 떠졌을 때 시계를 본다. 일어났을 때 시계를 보면 뇌는 '일어나야 하는 시간'으로 받아들인다. 새벽 4쯤이 되면 꼭 한 번 깨거나 하는 경우에는 일어나야 할 시간에 알람을 설정하고, 중간에 깨더라도 알람이 울릴 때까지는 시계를 보지 않는다.

다음날 중요한 일이 있을 때 잠을 못 자면 낮에 업무를 잘 처리하지 못할 것 같은 불안감이 있을 수 있다. 하지만 무리하게 자려고 하면 더 잠이 안 올 수 있다. 혹시 제대로 못 잤더라도 신경 쓰지 말고 다음 날 낮 시간을 의식적으로 확보해 5~15분 정도의 계획된 토막잠을 실천하자.

✸ 취침 2시간 전에 불을 끄고 입욕한다

질 좋은 수면은 심부 체온이 떨어지는 수면이다. 하루 동안 체온 변화를 살펴보면 저녁때가 정점이고 다시 차츰 체온이 떨어져 몸은 잠잘 준비를 하게 된다.

입욕을 해서 일시적으로 체온을 올리면 약 1~2시간 후에 열이 방산된다. 그러면 심부 체온이 쉽게 떨어져 꿀잠을 잘 수 있다.

욕조에 몸을 담그려면 잠들기 2시간 전에 하자. 물 온도는 본인이 기분 좋아질 정도면 된다. 물이 너무 뜨거우면 교감 신경이 활발해져 잠들기 어려우므로 마음이 편안해질 정도의 따뜻한 물로 입욕하는 것을 추천한다.

입욕할 때 욕실 조명은 끄는 것이 좋다. 욕실 등은 의외로 눈 가까이에 있다. 강한 빛은 수면을 관장하는 멜라토닌을 저하시킨다. 욕실 등은 끄고, 탈의실 전등만 약하게 켜둔 채로 목욕하면 몸은 점점 잠잘 준비에 들어가게 된다.

입욕으로 자율 신경이 정돈되었다면 이후에는 교대욕이 효과가 있다. 장딴지에서 발목까지 더운물과 찬물을 교대로 3회씩 뿌리면 교감 신경과 부교감 신경의 조정이 잘 이뤄진다.

깜박 졸다가 침대로 들어갔는데 눈이 말똥해지고 가슴이 쿵쾅거릴 때가 있다. 체온이 높은 상태에서 잠을 청했을 때 생기는 현상이다. 격렬한 운동을 잠자기 2시간 이내에 하면 체온이 쉽게 떨어지지 않는다. 모자나 양말을 착용하고 자는 사람도 체온 조절이 잘 되지 않아 잠들기 어려울 수 있다. 꼭 양말을 신어야 한다면 발가락 끝이 나오는 형태의 발토시를 추천한다.

✸ 과음하지 않는다

술은 잠이 오게 하지만 얕은 잠에 그치게 한다. 잠든 뒤 알코올이 대사될 때 얕은 잠인 렘수면이 증가해 깊은 잠을 이루지 못한다. 실제로 이른 저녁에 술을 마시면 수면 효율을 떨어뜨린다는 보고가 있다. 최소 3일 내 알코올에 내성이 생기고, 수면을 유도하는 효과도 약해지기 쉽다. 따라서 주량이 늘기 쉽고 수면의 질은 떨어져 낮에 권태감과 피로가 강해진다. 그러다가 생활 습관병적인 우울증으로 발전하기도 한다.

밤에 술을 마시는 것을 끊지 못하겠다면 술 마시기 전에 물을 한 컵 마시자. 술을 마실 때는 물과 술을 1:1의 비율로 섞어 마시기를 추천한다. 술을 음미하는 것이 행복한 사람도 있기에 모두에게 끊으라고 말할 수는 없다. 단, 잠들기 전에는 마시지 않는 것이 중요하다.

자기 전에 마시는 술을 끊지 못하겠다면 병원 상담을 통해 술을 일시적으로 수면제로 바꾸는 치료나, 술을 줄이는 진료를 받는 것도 한 가지 방법이다.

술 마시는 양이나 방법을 조절하지 못하거나 술에 대한 욕망이 강하다면 알코올 의존증일 가능성이 있다. 의존에는 정적 강화(즐거움)와 부적 강화(싫은 것으로부터의 회피)가 있다. 의존증은 정적 강화가 아닌 부적 강화 상태다. 주변에서 볼 때는 좋아서 술을 마시는 것처럼 보일지도 모르지만, 당사자는 자신의 의사와는 별개로 마시지 않으면 못 버티는 상태인 것이다. 의존증일 경우에는 부적 강화를 일으키는 진짜 원인에 대한 치료가 필요하다.

알코올은 식욕을 증진시킨다. 튀김이나 과자 등 위나 장에 부담을 주는 안주를 저녁 늦게까지 먹으면 자는 동안에도 소화 활동이 이어져 심부 체온이 떨어지지 않는다. 그 결과 수면도 얕아진다. 술은 맛있고 건강하게 즐기는 방식으로 마시자.

✸ 최적의 취침 환경을 만든다

침구, 침대의 크기, 베개, 잠옷, 소리, 에어컨 설정, 환기 상태, 귀마개 착용 여부 등 잠자는 환경에 대해서도 여러 가지 고려해야 할 점이 있다. 수면용품은 어디까지나 수면을 보조해주는 것으로 없다고 잠들지 못할 이유는 없다. 라이프 스타일에서 조정할 수 있는 신체 리듬이 수면에 주는 영향이 더 크므로, 수면용품을 자꾸 늘릴 필요는 없다.

베개나 침대는 기본적으로 돌아눕기 편한 것을 추천한다. 근육량의 차이로 수시로 뒤척이는 사람과 그렇지 않은 사람이 있다. 누구에게나 좋은 침대란 없다. 주위에서 추천받기도 하지만 추천해주는 사람의 몸과 내 몸은 다르다.

침대가 너무 딱딱하면 몸이 저리고 땀이 잘 배출되지 않는다. 자다가 돌아눕기도 어렵다. 그렇다고 너무 부드러우면 푹 꺼진 부분에 압력이 가해져 허리 통증이나 어깨 결림을 유발할 수 있다. 잠도 깊이 못 든다. 실제로 한번 체험해보고 어떤 게 내 몸에 편안한지 확인해보자.

잠자는 동안 몸에서 나오는 땀의 양은 한 컵 분량이라고 한다. 체온이 떨어져야 깊은 잠에 빠지게 되므로 땀의 기화열로 몸을 식히는 작용은 매우 중요하다. 통기성은 땀과 큰 관련이 있다.

자는 동안 머리와 발끝에서 열을 방출해 심부 체온을 떨어뜨린다. 머리가 뜨겁고 팔다리가 차면 잠들지 못한다. 머리가 차고 팔다리가 따뜻해야 잠을 잘 잘 수 있다. 물베개 등으로 머리를 식히고 손목 밴드나 발토시로 손목과 발목을 따뜻하게 해주자. 열은 발끝으로 나가므로 양말을 신어야 한다면 헌 양말의 발가락 부분을 잘라서 신자.

파자마는 땀을 잘 흡수하는 소재여야 몸에 들러붙지 않아 기분 좋게 잠을 청할 수 있다.

침실에서 몸 근처의 온도가 33℃ 전후라면 수면의 질 저하가 나타나지 않는다고 한다. 에어컨을 26~27도 정도로 맞추고 깃털 이불을 덮어 체온을 조절하는 것도 좋은 방법이다. 방을 너무 차게 하면 심부 체온이 올라가 반대로 잠들기 어려워진다.

주변 소리는 너무 시끄럽거나 너무 조용해도 잠들기 어렵다. 야간 소음은 45~55데시벨(dB) 정도만 되어도 불면과 야간 각성이 증가한다. 이때는 귀마개를 하고 자면 좋다. 반대로 무음이거나 감각 자극이 극단적으로 적어도 눈이 뜨일 수 있다. 생활 소음의 세세한 자극이 신경 쓰여 불안과 긴장이 높아지게 된다. 귀울림이 있는 사람은 무음인 환경에서 증상이 심해지는 경향이 있다. 잘 때는 라디오나 좋아하는 음악을 작은 소리로 틀어 놓는 것도 좋은 방법이다.

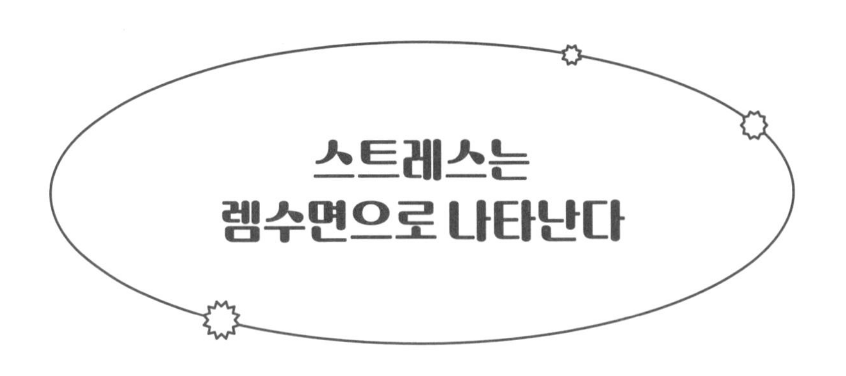

스트레스는 렘수면으로 나타난다

렘수면, 논렘수면이라는 말을 들어본 적이 있을 것이다. 얕은 잠을 가리키는 렘수면 상태에서는 '몸'이 잠자고, 깊은 잠인 논렘수면에서는 '뇌'가 잠잔다. 렘(REM)은 '빠른 안구 운동(Rapid Eye Movement)'의 줄임말로 눈꺼풀을 닫은 채 눈을 두리번거린다는 뜻이다.

꿈은 렘수면 상태일 때 꾼다. 기억 정보 처리와 마음의 정리도 이때 일어난다. 논렘수면에서는 DMN이 활성화되어 기억과 감정, 운동 등을 결합해서 세포의 신진대사를 높이고 면역 활동 등이 일어난다고 한다.

다음 날에 대한 불안이 강할수록 뇌를 쉬게 하는 깊은 논렘수면이 감소한다는 연구도 있다. 그날 안 좋은 일이 있었다거나 취침 전에 받은 스트레스는 얕은 렘수면을 증가시킨다. 안 좋은 일을 생각하면서 잠이 들면 수면은 얕아진다.

얕은 수면은 나쁜 것이라고만 생각할 수 있는데, 렘수면은 정동적 스트레스(내적 및 외적 자극 요인)와 관련이 있어 싫은 기억을 잊게 하고 자극에 대한 무의식적이고 생리적인 반응을 억제해주는 역할을 한다. 싫은 기억과 감정 때문에 몸이 수면을 변화시키는 방법으로 자신을 지켜주는 것이다.

누구에게나 고민과 걱정거리는 있기 마련이다. 어쩌지 못하는 문제를 끊임없이 생각하느라 잠들지 못할 때도 있다. 생각하지 않으면 그만이라는 걸 알고 있지만 생각이 꼬리를 물어 멈추지 못할 때는 종이에 적어 보기를 추천한다. 무리해서 쓸 필요는 없지만 그날 일어난 속상한 일과 다음날의 걱정을 머릿속이 아닌 종이에 적어 두면 마음이 정리되어 내일을 위해 마인드 세팅을 하는 데 도움이 될 것이다.

잠을 잘 자지 못하는 상태가 계속되면 뇌는 반추 사고에 빠지기 쉬워지고, 자기 전에 불안이 강해져 잠을 깊이 못 이루는 악순환에 빠지고 만다. 따라서 일에 대한 부담이 크고 피곤한 날일수록 잠들기 전에는 일과 심리적·물리적으로 거리를 두자.

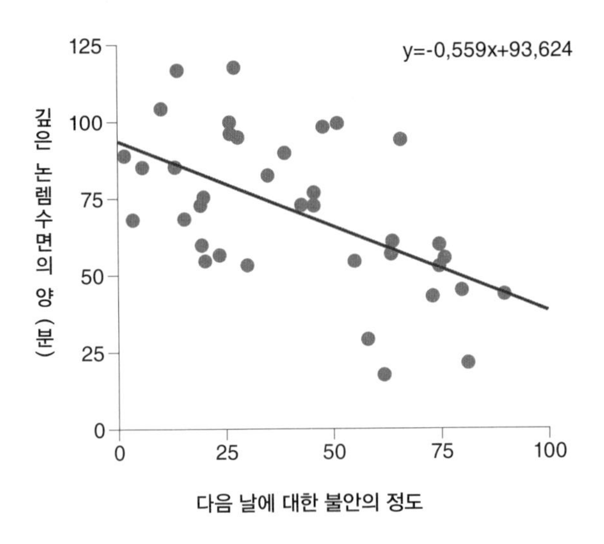

제32회 일본사회정신의학회: 심포지엄Ⅲ '수면과 그 관련 질환에 관계된 사회정신의학적 문제-직장에서의 수면 문제' 다카하시 마사야, 일본사회정신의학회지 22:500~506, 2013의 내용을 수정

- 긴장 완화(릴렉스, 치유, 편안히 쉬게 한다)
- 익숙함(숙달되어 시야가 넓어진다)
- 자기 조절(여가 시간을 어떻게 쓸 지 스스로 결정한다)

구체적으로는 이 세 가지를 얻을 수 있는 일을 잠들기 전에 실천하면 좋다고 한다. 스트레칭 하기, 잡지나 소설 읽기, 요리 재료 준비하기, 퍼즐이나 공부하기 등과 같이 누군가에게 좋았다고 해서 내게

도 그러하리란 법은 없다. 반면에 내가 시간 가는 줄 모르고 즐길 수 있었던 것이나 어릴 때 좋아했던 일이라면 자신과 잘 맞을 가능성이 높다.

멍을 때리면서 몸을 움직일 수 있는 작업으로는 가벼운 청소를 추천한다. 집이 깨끗해지면 다음날도 기분 좋게 시작할 수 있다. 혹사한 뇌를 이완시키기 위해 몸을 조금만 사용하면 균형을 맞추기 쉬워진다.

스마트폰이나 텔레비전은 인공적인 빛이 강해서 멜라토닌이 저하될 수 있으므로 자기 전에 보는 것은 추천하지 않는다. 만일 드라마 다시 보기나 영화, 좋아하는 유튜브 영상을 보고 싶다면 '몇 시부터 몇 시까지 보겠다'는 식으로 시간을 정해두거나 아침에 조금 일찍 일어나서 보는 것도 좋은 방법이다. 잠자기 전이 아니라 아침이나 낮에 시간을 짬을 내서 보는 것이 뇌에는 더 바람직하다.

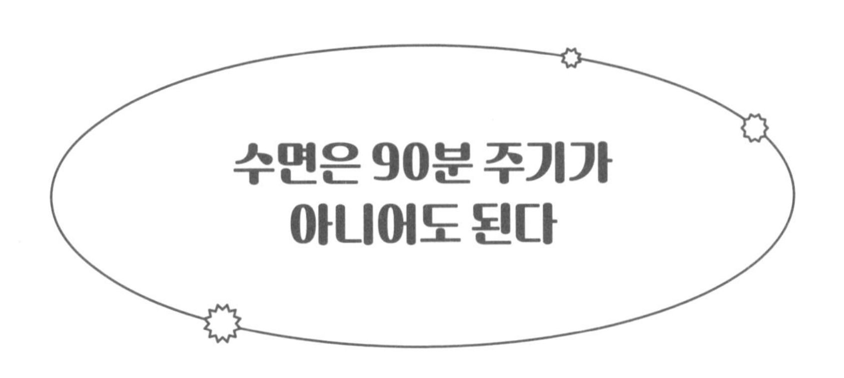

수면은 90분 주기가 아니어도 된다

환자들을 진료하다 보면 수면은 90분 주기가 좋은지, 1시간 45분으로도 쾌면할 수 있는 단시간 수면 방법이 있다던데 정말 효과가 있는지 질문을 받곤 한다. 수면 리듬은 연령, 성별, 계절에 따라 다르고, 이런 수면법이 체질적으로 맞지 않는 사람도 있기 때문에 누구에게나 적용되는 것은 아니다.

앞에서 수면에는 얕은 잠인 렘수면과 깊은 잠인 논렘수면이 있다고 이야기한 바 있다. '수면주기 90분설'은 얕은 잠인 렘수면이 90분 주기로 오기 때문에 90분 배수로 잠에서 깨면 개운하게 일어날 수 있다는 가설이다.

하지만 잠이 들 때 렘수면으로 들어가는 시간에는 개인차가 있다. 일반적으로 수면 주기는 100분을 기준으로 전후 30~40분으로 알려져 있다. 또한 90분 주기로 잠에서 깨기 위해 무리해서 일어나면 논렘수면일 때 깨어나게 되는 일도 생길 것이다. 수면의 후반에는 렘수면 시간이 늘어나기 때문에 자는 시간을 기준으로 90분 주기로 일어날 시간을 정하기보다 잠자는 시간과는 별개로 아침에 일어나는 시간을 일정하게 하는 편이 낫다.

불면증이 있다면 잠드는 시간도 중요하지만, 일어나는 시간도 매우 중요하다. 이는 생체 리듬과 연관이 있는데, 수면도 하나의 리듬이다보니 규칙적으로 행동하지 않으면 안 된다. 사람이 잠에서 일어날 때는 새벽 4시 정도에 가장 체온이 낮고, 이후 각성을 위해 코르티솔이 분비가 되는데, 일어나는 시간이 불규칙할 경우에는 뇌가 어느 시간에 잠을 깨야 되는지 헷갈리기 시작한다. 그렇기 때문에 어느 정도 일정한 시간에 일어나야만 생체 리듬이 교란되지 않고 잘 작동할 수 있다. 잠에서 깬 후 약 15~16시간이 지나면 슬슬 몸은 잘 준비를 하게 되는데, 일어나는 시간이 일정하다면 잠이 오는 시간도 일정해지기 때문에 잠들기가 훨씬 수월해진다.

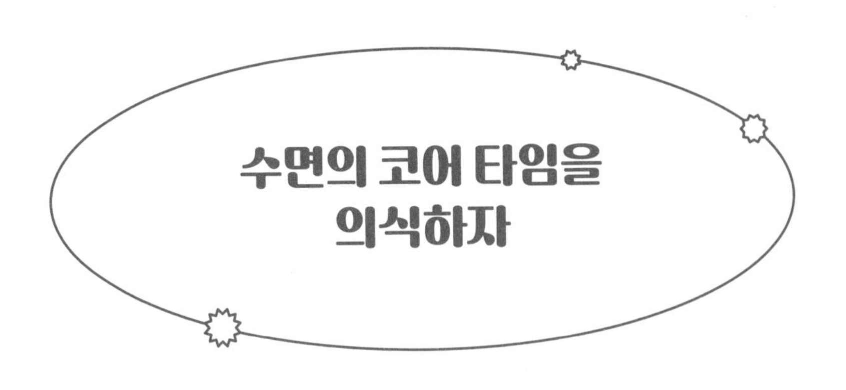

수면의 코어 타임을 의식하자

'선생님은 완벽한 수면이 가능하신가요?' 진료를 하다 보면 환자들이 이렇게 묻는 경우가 있다. 완벽한 수면을 하는 의사가 수면 치료를 한다면 그야말로 이상적이겠지만, 유감스럽게도 대답은 '아니오'다. 나 또한 회식으로 밤늦게 들어가거나 온라인 회의가 새벽 2시에 있을 때도 있다. 아침 일찍 강연회에 참석하기 위해 6시 전에 일어나야 하는 등 잠드는 시간도 그때그때 다르고 수면 시간도 날마다 차이가 있다.

그러나 수면의 코어 타임(언제나 정해져 있는 잠들어 있는 시간)과 일어나는 시간은 의식하면서 거의 일정하게 유지하고 있다. 나의 경우에는 새벽 3~6시가 코어 타임이고, 일어나는 시간은 오전 7시로 정해져 있다. 밤늦게까지 일을 한 날도 이 시간만큼은 지키고 있다.

아침에 일정이 있어 일찍 일어나야 할 때, 예컨대 평소보다 3시간 일찍 일어나야 한다면 3일 전부터 하루에 한 시간씩 일어나는 시간을 앞당긴다.

환자들에게도 반드시 몇 시에 자야 한다고 이야기하지 않는다. 잠자는 시간이 저녁 9시든 새벽 1시든 그 사람에게 맞는 시간에 자면 된다. 물론 수면 시간을 많이 빼앗긴다면 컨디션이 무너질 것이다. 일어나서 4시간 후에 머리가 가장 맑아지므로 이를 의식하면서 수면 시간을 조정하는 것이 중요하다.

잠을 유도하는 멜라토닌 호르몬은 새벽 2~4시에 가장 왕성하게 나온다고 알려져 있다. 이 시간대에 가장 깊은 잠에 빠지며 뇌의 혈류량도 최고조에 이른다. 혈관 속을 순환하는 면역세포의 수가 크게 증가하는 시간이기도 하다. 자는 동안에는 뇌에 쌓인 노폐물이 제거되는데, 이 시간대의 효율이 가장 좋다. 숙면을 하지 못하면 치매 위험이 높아지는 것은 이런 이유 때문이다. 매일 밤을 꼬박 새는 야근이 건강에 나쁜 것도 이 같은 몸의 생체 리듬을 역행한 탓이다. 한창 자야 할 새벽 4시쯤 일을 할 경우 작업 실수나 교통사고가 가장 많이 발생한다는 보고도 있다.

잠을 자도 피로가 풀리지 않는 것 같다면 햇빛이 닿는 창가의 마루에서 한잠 더 자거나 일찍 잠자리에 드는 방법으로 조절한다. 하루 잘 자고 못 자는 것에 일희일비할 필요는 없다. 수면 부족이 이어져 점점 피로가 쌓여가는 상태라면 코어 타임이 무너지지 않았는지, 휴일 아침에도 일정한 시간에 일어나는지 되돌아보자.

✸ 수면 무호흡 증후군

수면과 생산성에 관해 이야기할 때 빼놓을 수 없는 것이 '수면 무호흡 증후군'이다. 수면 무호흡 증후군이 있으면 코골이가 심하고 자는 동안에 숨이 멎는다. 주로 풍채가 좋은 사람들이 잘 걸리는 병인데, 턱이 좁다면 마른 사람에게도 생길 수 있다. 증상으로는 낮에 졸음이 오거나 아침에 권태감이 생기는 것으로 알려져 있는데, 낮 시간대의 짜증도 특징적인 증상 중 하나다. 뇌가 쉬지 못해 대상피질 앞부분에서 편도체를 억제하지 못하니 짜증을 잘 내게 된다.

만일 코골이가 심하고 일어나면 목이 말라 있거나 낮 시간대의 졸음, 집중력 저하, 발기 장애 기미 등의 증상이 있다면 수면 무호흡 증후군을 의심해 볼 수 있다.

수면 무호흡 증후군인 사람은 알코올 섭취에 주의해야 한다. 알코올에는 근이완 작용이 있어서 항중력근이 이완되어 기도가 막힐 수 있다. 이른바 자면서 목이 졸리는 상태다. 기도가 확보되지 못하면 교감 신경이 우세해져 잠들어 있는 동안 본인은 알아채지 못할 정도로 뇌의 각성이 반복되어 얕은 잠이 되기가 쉽다.

여성 호르몬인 에스트로겐도 항중력근과 관련이 있다. 여성은 45세~55세 사이에 갱년기를 겪는데 이때 에스트로겐이 저하된다. 갱년기 이후 여성 수면 무호흡 증후군 환자가 3~4배 증가한다고 알려져 있다.

수면 무호흡 증후군은 일상생활의 불편을 넘어 중장기적으로 뇌졸중, 심근경색 등 심혈관 질환으로 이어지기도 한다. 건강 수명을 늘리기 위해서도 증상이 느껴진다면 빨리 의료 기관을 찾아 진료를 받아야 한다.

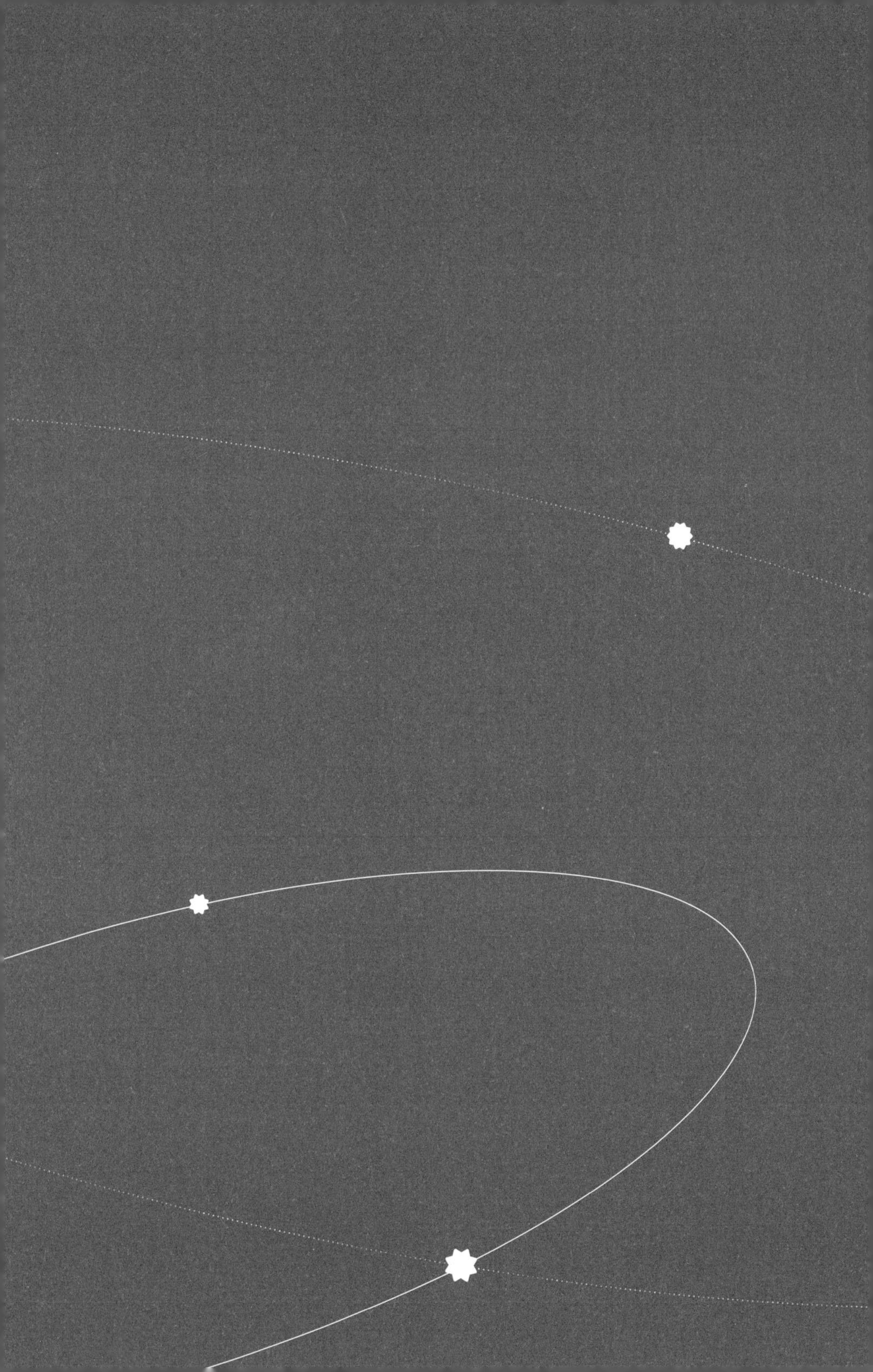

제4장

최고의 수면 투자 2 식사

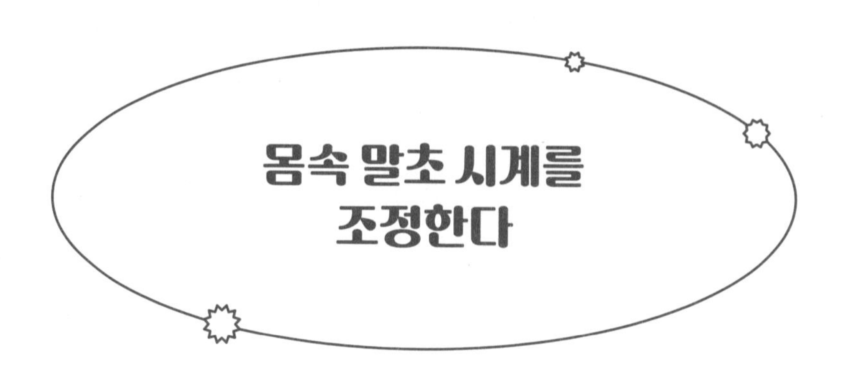

몸속 말초 시계를 조정한다

사람은 누구나 생체 리듬을 갖는다. 때가 되면 배고픔을 느끼고, 밤이 되면 졸리고 아침에는 눈이 떠지며, 매일 생체 호르몬을 분비한다. 이처럼 일정한 리듬을 유지하는 이유는 우리 몸속에 알람 시계보다 더 강력한 체내 시계가 있기 때문이다.

우리는 해가 뜨는 아침에 일어나서 저녁까지 활동하고, 밤이 되면 자연스레 졸음이 몰려오거나 다음날을 위해 잠을 청하게 된다. 깨어 있는 동안에는 매일 비슷한 시간에 식사를 한다. 이러한 익숙한 생활방식 안에는 하루 단위의 생체 리듬이 존재한다.

생물체는 지구 자전에 의해서 발생하는 24시간의 주기로 발생하

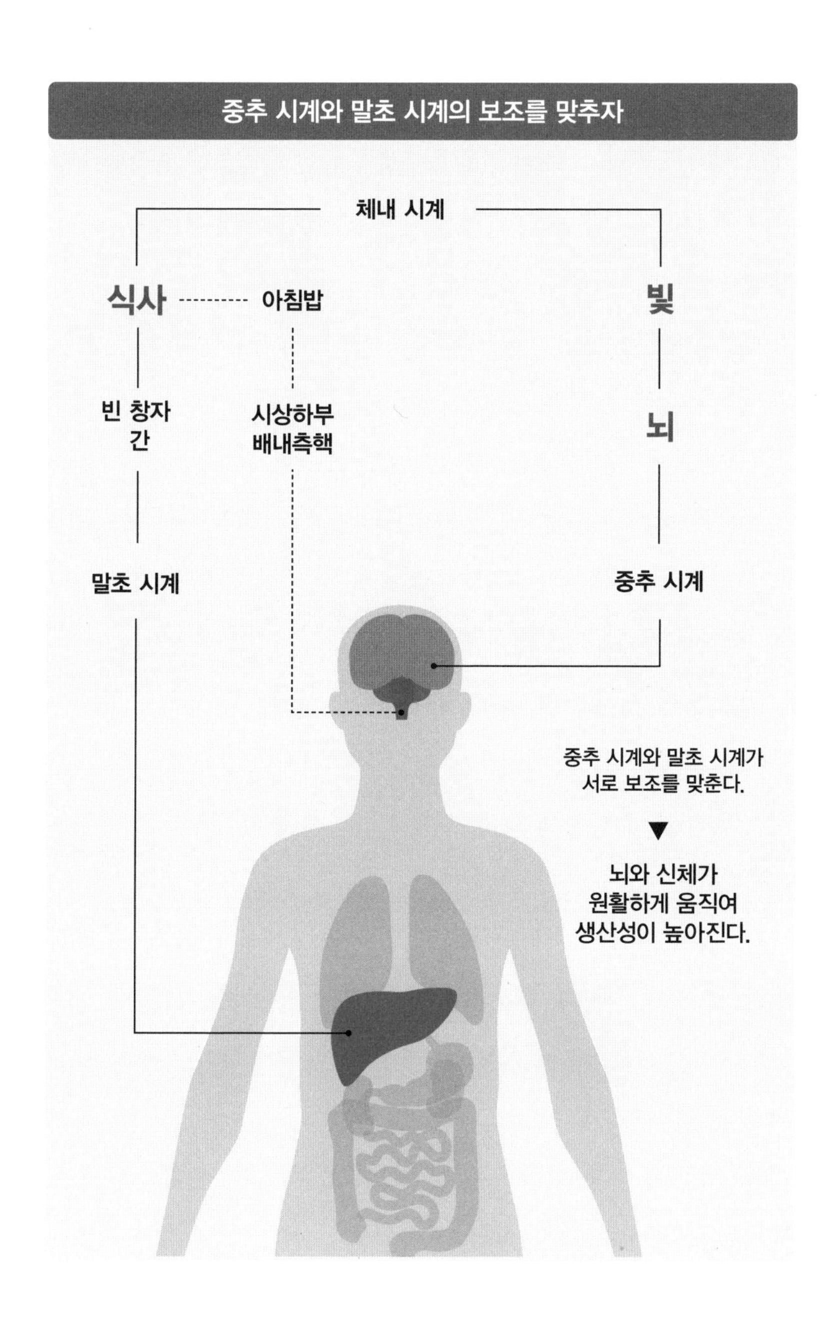
중추 시계와 말초 시계의 보조를 맞추자
체내 시계
식사
아침밥
빛
빈 창자
간
시상하부
배내측핵
뇌
말초 시계
중추 시계
중추 시계와 말초 시계가
서로 보조를 맞춘다.
▼
뇌와 신체가
원활하게 움직여
생산성이 높아진다.

는 낮과 밤, 온도의 변화 등 반복적인 외부환경의 변화에 대응하여 체내 시계를 발달시켜 왔다. 체내 시계는 몸속 생리활성이 적절한 시기에 일어나게 하고, 외부환경의 변화를 미리 예측하고 대비하도록 해준다.

우리 몸의 거의 모든 장기와 조직, 세포는 각자의 체내 시계를 갖고 있다. 앞서 이야기했듯이 인간에게는 중추와 말초 두 가지 체내 시계가 있는데, 이 시계는 뇌의 시상하부에 위치하는 시신경 교차상핵(SCN)에 의해 총괄적으로 조절된다. 중추 시계의 스위치는 아침에 쬐는 햇볕이다. 시신경으로 들어온 아침 햇살이 중추 시계를 켜는 스위치로 작동하는 것이다.

말초 시계를 작동시키는 스위치는 바로 아침밥이다. 아침·점심·저녁 식사 중 어떤 게 체내 시계의 조정에 효과가 있는지 조사한 시간 영양학 연구에 따르면, 아침 식사만이 체내 시계의 변화에 영향을 주었다.

아침밥을 먹으면 빈 위장과 간에 자극이 도달해 우리 몸이 '아침이다!' 하고 인식한다. 흔히 아침은 제대로 먹으라는 말을 하는데, '제대로'라고 하면 많이 먹어야 한다고 생각하기 쉽다. 그런데 실제로 아침에는 뭐가 잘 안 먹힌다는 사람이 많다.

아침밥은 많은 양을 먹을 필요는 없다. 조금이라도 좋으니 뭔가 먹는다는 자체가 중요하다. 한 연구에서 아침밥의 칼로리 양을 3분의

1, 6분의 1로 줄여도 체내 시계의 조정에는 영향이 없었다고 한다. 즉 적은 양이라도 일단 아침을 먹으면 장이 움직여 말초 시계의 작동 스위치가 켜진다.

또한 아침밥은 뇌를 활성화해 사고를 예방할 수도 있다. 운전 시뮬레이터를 사용해 동일 인물을 대상으로 사고율을 살펴본 연구에서 아침을 먹었을 때와 먹지 않았을 때를 비교했더니 아침을 먹었을 때 사고율이 낮아졌다고 한다. 낮은 속도에서는 사고율에 차이가 없었지만 속도가 빨라지자 밥을 먹지 않았을 때의 사고율이 현저히 높아졌다. 창의적이거나 복잡한 업무를 담당하는 사람이라면 더욱 아침밥을 거르지 말아야 한다.

중추 시계와 말초 시계, 각 체내 리듬이 보조를 맞춰 뇌와 신체가 원활하게 움직일 때 업무 능력이 향상된다. 빛을 쬐고 아침밥을 먹어야 중추 시계와 말초 시계를 일치시킬 수 있다는 뜻이다.

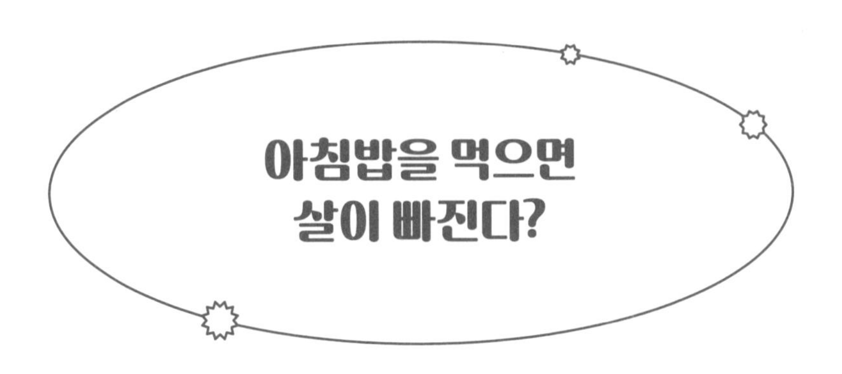

아침밥을 먹으면 살이 빠진다?

아침밥을 먹어야 건강에 좋다는 사실은 널리 알려져 있지만, 왜 그런지 정확하게 알고 있는 사람은 많지 않다.

아침밥을 먹지 않으면 하루를 시작하기 위해 몸이 필요로 하는 영양소, 즉 에너지가 부족해진다. 특히 포도당을 주 에너지원으로 이용하는 뇌의 활동이 제대로 이루어질 수 없다. 사람마다 차이는 있으나 일반적으로 하루에 두뇌 활동에만 약 400kcal 정도가 소모된다. 뇌 활동에 필요한 뇌신경세포의 수는 수천억 개에 이르기 때문에 그만큼 많은 에너지가 필요하며, 포도당과 단백질이 체내에 풍부해야 뇌신경세포와 신경전달물질이 제 기능을 할 수 있다.

아침 식사를 거르면 하루 섭취 열량도 줄어들어 살이 빠질 것 같지만, 실재로는 그렇지 않다. 우리 몸은 잠자는 동안 음식 섭취를 하지 못하기 때문에 저녁 시간대로 갈수록 더 많은 열량을 비축하려 한다. 아침밥을 먹지 않는 사람은 먹는 사람에 비해 비만에 걸릴 확률이 5배나 높다는 사실이 미국인의 식생활 패턴과 비만 위험도의 관련성을 조사한 연구에서 밝혀졌다.

아침에 섭취해야 할 열량이 부족하면 오전 내내 공복감에 시달리다 오후에 식사량이 증가하게 되어 과식이나 폭식으로 이어질 수 있다. 아침부터 식욕 촉진 호르몬이 계속해서 쌓이기 때문이다. 식욕 촉진 호르몬이 많이 분비된 상태에서 음식을 먹으면 먹는 행위 자체에 더욱 큰 즐거움을 느끼게 된다. 이것이 반복되면 스트레스가 쌓여도 음식부터 찾기 쉽고, 반복적인 과식으로 이어져 비만 위험이 커진다. 아침을 거르고 오후에 폭식하는 경우 기초대사율과 에너지 소비량이 적어져 몸이 점차 살이 찌기 쉬운 상태로 변하게 된다. 아침 식사를 하면 과식과 고열량 음식 섭취에 관한 욕구를 낮춰주는 효과도 있다.

아침 식사는 정서적인 안정에도 도움을 준다. 식사를 거르면 뇌에서 식욕을 담당하는 식욕 중추가 활성화되어 그 주변에 있는 감정 중추에도 자극이 생긴다. 감정 중추가 자극을 받으면 가벼운 흥분 상태가 지속되고 정서적으로 불안한 상태를 유발한다. 이로 인해 집

아침 식사를 하지 않았을 때 비만의 정도

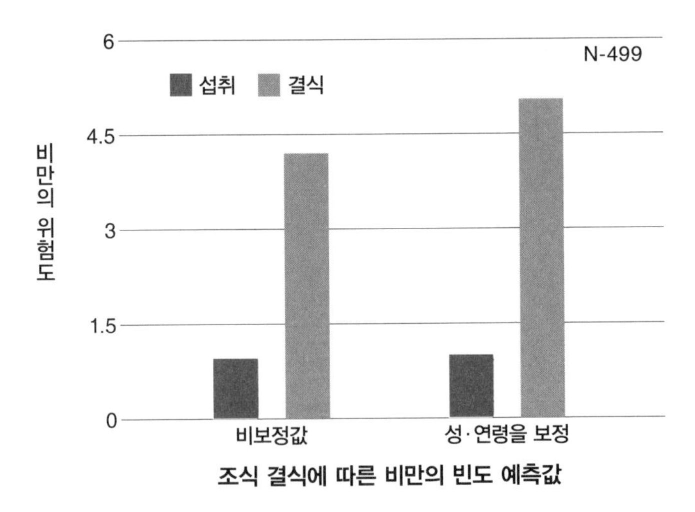

Ma Y et al. Am J Epidemiol 158:85–92(2003)

중력과 두뇌 활동이 저하되기도 한다. 아침 식사를 통해 적당한 포만감을 유지해야 뇌 활동 또한 활발하게 유지할 수 있다.

아침밥을 먹지 않으면 사람을 흥분시키는 스트레스 호르몬인 글루카곤과 코르티솔의 분비를 높인다. 이 호르몬은 많은 양이 분비되면 심장박동이 빨라지고 혈압도 높아진다. 일본국립암센터 연구팀이 45~78세 남녀 8만여 명을 대상으로 아침 식사와 고혈압으로 인한 뇌졸중 위험도를 분석한 결과, 한 주에 아침밥 먹는 횟수가 0~2회인 그룹의 뇌졸중 위험도는 매일 아침 식사를 하는 그룹보다 18%

높았다는 연구 결과가 있다.

글루카곤과 코르티솔은 인슐린과 마찬가지로 췌장에서 분비되며, 서로 상반되는 작용을 한다. 잦은 아침 결식이 글루카곤 활성도를 높이면, 인슐린 분비 기능은 떨어져 당뇨를 유발할 수 있다. 혈당을 낮추는 인슐린 호르몬의 기능을 저하시키기 때문이다.

아침밥을 먹지 않는 사람은 중추 시계와 말초 시계가 서로 어긋나 의욕이 생기지 않고 몸이 쳐지는 등 심신 활동이 둔해질 수 있다. 또한 근육을 파괴해 뇌에 필요한 당을 만들어내기 때문에 체력이 떨어지고 기초 대사가 감소한다. 반대로 아침밥을 먹으면 체내 리듬이 잡혀서 에너지 대사가 정상적으로 이뤄진다. 이처럼 아침밥을 먹는 것이 더 건강하고 기분 좋게 살을 뺄 수 있는 길이다.

아침은 따뜻한 음식 저녁은 분할식으로

그렇다면 아침밥으로는 무엇을 먹어야 좋을까? 우선 따뜻한 음식을 추천한다.

우리 몸은 하루 종일 체온이 변화한다. 이른 아침에 체온이 가장 낮고 저녁에 정점을 찍은 뒤 밤에는 다시 내려간다. 인간은 체온이 오를 때 활동성이 강해지고 체온이 떨어지면 졸음이 온다. 양질의 수면을 위해서는 식사도 심부 체온의 변화에 맞춰서 하는 것이 효과적이다.

아침에 따뜻한 것을 먹으면 체온이 올라가 낮에 원활하게 활동할 수 있다. 그래서 체온을 올려야 하는 아침에는 따뜻한 음식을 먹어야 좋다. 정식으로 차려 먹으려 할 필요는 없다. 매일 같은 시간에 무엇으로든 배를 채우는 것이 중요하다.

아침부터 상차리기가 힘들다면 수프나 비스킷 같은 걸로 대신해도 상관없다. 장을 움직여 체온을 올리는 것이 중요하다.

저녁밥은 조금 부족한 듯 먹는 것을 목표로 한다. 소화에 부담이 가는 육류나 튀김은 되도록 피하고 생선과 달걀, 콩류 등으로 단백질을 섭취하는 것을 권장한다. 든든한 식사를 하고 싶다면 저녁보다는 점심에 해야 소화와 수면에 도움이 된다.

저녁을 먹고 곧바로 자면 좋지 않다는 말을 들어본 적이 있을 것이다. 일찌감치 먹어야지 생각은 하면서도 야근을 하거나 고객과의 일정이 바뀌거나 하면 계획이 틀어진다. 바삐 일하는 사람일수록 계획한 시간에 저녁 식사를 하는 것이 좀처럼 쉽지 않다. 흔히 '잠자기 몇 시간 전까지 저녁 식사를 마칠 것인가'에 초점을 맞추는데, 중요한 것은 탄수화물과 많은 양의 단백질로 저녁을 거하게 먹을 경우 이튿날 아침 식사 시간을 기준으로 10시간 이상 앞서서 저녁 식사를 마쳐야 한다는 것이다.

허기진 상태로 늦게 귀가하면 무의식중에 폭식을 하게 된다. 배가 부르면 소화 기관의 활동이 활발해져서 심부 체온이 잘 떨어지지 않는다. 그러면 쉽게 잠들지 못하고 수면의 질도 나빠진다.

밤늦게까지 일해야 하는 바쁜 사람에게는 분할식을 추천한다. 저녁에 주먹밥과 빵 등 탄수화물을 간단하게 먹고, 집에 돌아와서는 기름기가 많은 식품을 피해 샐러드나 스프 등 소화가 잘 되는 것으로 가볍게 나누어서 먹는다. 위와 장에 음식물이 머무는 시간을 단축하기 위해 소화에 부담이 가지 않는 스프나 오차즈케(녹차에 밥을 말아 고명을 얹어 먹는 요리) 등을 천천히 꼭꼭 씹어서 먹도록 하자.

서양인과 달리 동아시아인들은 본래 농경민족으로 채소와 곡류 등 늦게 소화되는 식물성 섬유소를 중심으로 식생활을 해왔다. 동양인은 서구인에 비해 장이 길어서 고기를 소화하는 데 적합하지 않다. 고기를 소화하는 데는 시간과 에너지가 많이 필요하기 때문에 내장이 쉬지 못한다. 그래서 밤에도 숙면을 취하기가 어렵다.

이렇게 나누어 먹는 분할식은 저녁에서 밤까지 필요한 에너지를 보충해 주므로 야근할 때 기운을 낼 수 있다. 소화에도 부담을 주지 않아 수면의 질이 떨어지는 것을 방지한다.

나의 경우 아침과 점심에 고기나 생선을 반드시 먹고, 저녁은 가볍게 샐러드나 스프로 대체한다. 인간의 몸은 10시간 절식하면 '쉬는 시간'으로 인식해 휴식 모드로 들어간다. 진료가 끝나면 보통 저녁 9시에서 10시 정도가 되는데 그 시간에 저녁밥을 먹으면 수면의 질이 나빠진다. 다음날 위가 더부룩해 아침도 먹지 못하고 하루 종일 무거운 몸으로 일하게 된다.

분할식 메뉴로는 주먹밥도 좋다. 집에서 자신이 좋아하는 재료로 주먹밥을 만들어 가는 것도 생활의 작은 즐거움이 될 수 있다.

배가 너무 고파도 잠이 잘 오지 않는다. 공복 중추가 작동해서 뇌가 흥분 상태에 이르면 잠이 오지 않는다. 이럴 때는 소화에 좋은 수프나 밥 한 숟가락 정도를 잘 씹어서 먹으면 잠이 잘 온다.

저녁 간식으로는 대추를 추천한다. 대추는 비타민과 미네랄이 풍부해서 동양의학에서는 기운의 이상, 즉 에너지가 부족해 피곤한 증상에도 효과가 있다고 한다. 한방에서 불면증과 수면 장애를 해결하는데 자주 쓰이는 산조인탕(酸棗仁湯)에도 대추가 들어간다. 배가 고파서 잠이 오지 않는다면 대추차나 따뜻한 된장국을 먹어보자.

반추 사고를 멈추고 수면의 질을 좋게 하는 식사

수면에 도움을 주는 호르몬으로 알려진 멜라토닌은 뇌 깊숙한 곳에 있는 솔방울샘(송과체)에서 분비된다. 이 멜라토닌은 우리 몸의 활동일 주기를 조절해 졸음을 유발하며 잠을 자게 한다. 저녁 8시부터 조금씩 분비되기 시작해 새벽 2~4시에 최고조가 된다. 수면 호르몬인 멜라토닌은 세로토닌을 재료로 만들어지고, 세로토닌은 트립토판을 재료로 만들어진다.

행복 호르몬이라고도 부르는 세로토닌은 도파민(기쁨, 쾌락 등)과 노르아드레날린(공포, 놀람 등) 등 다른 신경전달물질의 균형을 맞춰주는 뇌의 조정 역할을 한다. 즉 행복감을 느끼게 하고 우울한 감정을 지

워주는 역할을 한다. 세로토닌이 부족하면 조급함, 스트레스, 우울증과 같은 부정적인 감정을 유발하고 수면 부족을 가져온다.

뇌 속의 세로토닌은 섭취한 트립토판의 양에 영향을 받는다. 필수 아미노산인 트립토판은 우리 몸속에서 충분히 만들어내지 못하므로 음식물을 통해 섭취해야 한다.

세로토닌은 장에 90%, 혈액에 8% 정도가 있다. 나머지 2%는 뇌에 있다. 장에 있는 세로토닌이 곧바로 뇌로 들어가는 것이 아니다. 뇌에는 혈액 뇌 관문(Blood-Brain Barrier)이라는 장벽이 있는데, 장에 있는 세로토닌은 이 혈액 뇌 관문을 통과하지 못한다. 이에 따라 뇌에서 트립토판을 흡수해 뇌 안에서 트립토판이 세로토닌으로 합성된다.

음식으로 섭취한 트립토판은 혈액을 타고 뇌로 운반된다. 트립토판을 운반하는 수송체는 트립토판 이외의 아미노산도 함께 운반한다. 뇌에서는 주로 긴 사슬 중성 아미노산을 적극적으로 흡수하기에 트립토판은 뇌로 거의 들어가지 못한다.

트립토판이 세로토닌으로 전환하는 데는 비타민 B6가 중요한 역할을 한다. 다행히 비타민 B6를 함유하고 있는 식품의 상당수가 트립토판과 중복되는데 돼지고기, 닭고기, 연어, 시금치, 브로콜리, 바나나, 견과류 등이 해당한다.

뇌 속의 트립토판을 증가시키려면 탄수화물이 필요하다. 탄수화

세로토닌과 멜라토닌의 관계도

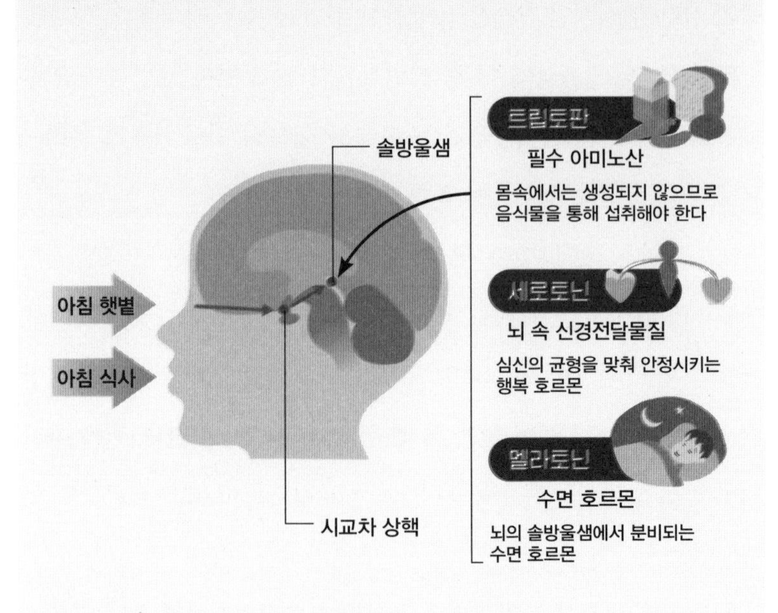

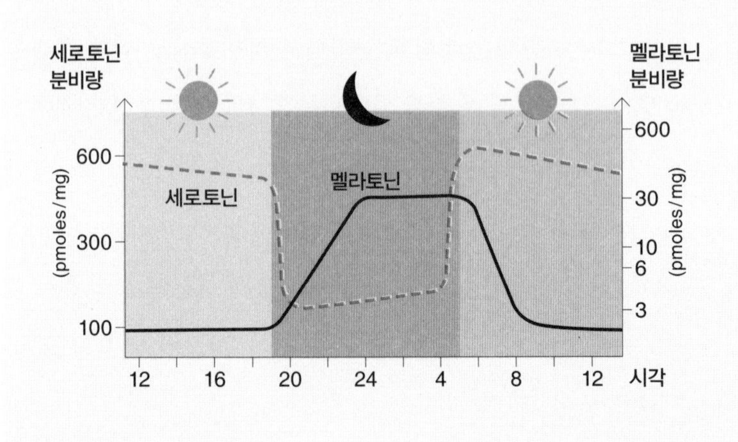

물을 섭취하면 혈당이 상승해 인슐린이 분비된다. 인슐린의 작용으로 긴 사슬 중성 아미노산은 근육 등에 쓰이게 되는데 이때 뇌 속으로 흡수되는 트립토판의 양이 증가한다. 이때 탄수화물은 흰쌀밥, 설탕, 밀가루와 같은 정제 탄수화물보다는 섬유질이 풍부한 복합 탄수화물을 섭취하자.

이처럼 마음과 수면을 안정시키기 위해서 세로토닌, 멜라토닌을 효율적으로 생성하려면 트립토판뿐만 아니라 탄수화물도 꼭 함께 섭취해야 한다.

트립토판이 풍부한 식품을 섭취하자

우리 몸에 꼭 필요한 필수 아미노산인 트립토판은 숙면뿐만 아니라 체내 염증 감소와 노화 방지에도 도움을 준다. 장기적으로는 장기 기능을 촉진하는 것으로 알려져 있으며 주로 채소나 과일보다 육류, 생선, 달걀, 콩, 우유 등에 풍부하게 들어 있다. 진료를 하다 보면 환자들이 수면을 위해서는 무엇을 먹어야 좋을지 궁금해 하는데, 주로 된장국, 생선 요리 정식, 바나나를 추천한다.

유제품에도 트립토판이 다량 함유되어 있으므로 치즈나 우유와 같은 유제품을 간식으로 한두 개 먹어도 좋다. 유제품이 몸에 좋지 않다는 생각을 가진 사람도 있을 수 있다. 개인마다 체격이나 일상생활의 신체 활동 정도에 따라서도 필요한 영양소의 양이 다르기에 무엇을 먹든 과식이나 절식을 피해 몸이 맛있게 느끼는 음식을 먹으면 된다.

바나나는 세로토닌을 만드는 데 필요한 트립토판, 비타민 B6을 고루 함유하고 있다. 칼로리 대비 다양한 비타민, 미네랄, 식이섬유가 들어있어 영양적으로도 좋다. 만일 아침에 시간이 있다면 바나나 구이를 추천한다. 동양의학에서 바나나는 몸을 차게 하는 음성 식품에 해당하므로 구워서 음의 성질을 누그러뜨리면 몸이 냉해지지 않는다.

트립토판이 풍부한 음식 중에서도 된장국을 가장 추천한다. 된장국은 한 그릇에 여러 가지 재료를 먹을 수 있고, 아침에 먹으면 말초 체내 시계 리듬과 체온 리듬이 정돈된다. 또 소화에 부담도 없어서 저녁 식사나 야식으로도 적합하다.

물, 육수 재료, 된장, 건더기로 구성되는 된장국은 다양한 변화를 주면서 만들 수 있다. 따뜻하거나 차갑게 만들어 먹을 수 있고, 한국식뿐 아니라 일본식, 중국식, 서양식으로도 만들 수 있어 질리지 않는다. 육수의 재료에 따라 풍미가 완전히 달라지기도 하며, 고기나 채소를 넣으면 국 한 그릇만으로도 충분한 반찬이 된다. 건더기를 넣어서 끓이기만 하면 되므로 누구나 간편하게 만들 수 있다.

여기에 청국장, 낫토, 두부, 김치 등을 넣어도 괜찮다. 시간이 있을 때는 트립토판이 많이 들어 있는 멸치나 가쓰오부시로 육수를 만들어 넣기도 한다. 번거로워 보일 수도 있겠지만, 하루하루를 바쁘게 보내기 때문에 간단한 일에 더욱 정성을 들이게 된다. 나의 식사와 마주하는 것을 내 몸을 돌보는 시간으로 여기자.

일본식 미소 된장은 냉장실이 아닌 냉동실에 보관한다. 냉동하면 발효가 멈춰 열화가 일어나지 않으므로 맛이 잘 보존된다. 또한 냉동 보관해도 잘 굳지 않는다. 아이스크림처럼 숟가락으로 떠서 사용하자.

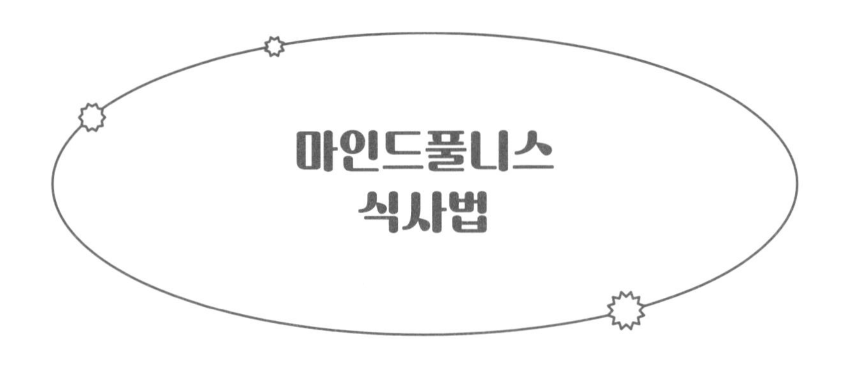

마인드풀니스 식사법

주변에서 몸에 좋다고 이야기하는 음식과 지금 내 몸에 필요한 것이 꼭 일치하리란 법은 없다. 봄, 여름, 가을, 겨울이 다르고, 맑은 날, 비 오는 날, 흐린 날도 있다. 몸이 따뜻하거나 춥거나, 피곤하거나 몸이 무겁거나, 배가 고프거나 위가 더부룩한 상태 등 몸의 변화에 따라서도 다를 수 있다. 이처럼 내 몸의 컨디션은 주변 환경에 따라 변화한다. 지금 내가 무엇을 필요로 하는지 스스로에게 물어보자.

내 몸에 필요한 게 무엇인지는 그때의 몸이 가장 잘 알고 있다. 맛보기 전에 내 몸이 맛있게 먹을 수 있는지, 먹고 나서 정말 맛있게 먹었는지를 재차 확인하면 좋을 것이다.

맛 좋은 것이 내 몸에 맛있는 것이라고는 단정할 수 없다. 아이스크림도 추운 날보다는 더울 때 더 맛있고, 목감기에 걸렸을 때는 빵보다 죽이 더 맛있게 느껴진다. 같은 토마토라도 수입한 것보다 내가 사는 이 땅에서 자란 제철 토마토가 맛있게 느껴지는 법이다.

음식을 통해 내 몸이 어떻게 변화하는지, 내 몸이 무엇을 바라고 있는지를 알아야 한다. 혀로만 느끼려 하지 말고 몸으로 음식을 맛보기 바란다. 동양의학에서는 우리 몸이 지니고 있는 자연치유력을 살리는 데 중점을 둔다. 내 몸에 맞는 식사는 몸이 가진 본래의 리듬과 몸 전체의 균형을 되살린다. 내 몸의 이상을 치유하는 힘은 예방을 통해 증상을 막아줄 뿐 아니라 본래 갖고 있는 심신의 능력을 제대로 발휘해 유지할 수 있도록 해준다.

식사하기 전에 '잘 먹겠습니다' 하고 인사하는 것은 근사한 문화다. 하나의 생명인 식재료를 잘 키우고, 나르고, 맛있게 조리하여 눈앞의 식사와 관련된 생명과 사람들에게 감사한 마음으로 소중하게 먹는다. 식재료의 생명과 누군가의 땀이 내 몸에 환원되었을 때 어떻게 느껴지는가. 식재료가 어떻게 자신의 피와 살이 되어 가는지를 느끼면서 먹으면 고마운 마음이 더 커진다.

인간의 몸은 신기하게도 내 몸에 맞는 것을 먹을 때 진짜 맛있다고 느낀다. 보통 한약은 쓰다고 여긴다. 그러나 필요한 사람의 몸 상태에 맞는 한약을 처방하면 다른 사람한테는 써도 그 사람은 맛있다고 느낄 수 있다. 한방에서는 진료할 때 쓴 한약을 맛있게 먹고 있는지 물어보는데, 이것도 몸 상태를 확인하는 한 가지 방법이다.

동양에는 '의식동원(醫食同源)'이라는 말이 있다. 평소 먹는 음식이 병을 치료하고 몸을 건강하게 유지하기 위한 보약과 같은 작용을 한다는 뜻이다. 생명을 보양해 건강을 지킨다는 의미에서 '약'과 '음식'은 그 근원이 같다고 보는 것이다.

된장국에 넣을 재료로는 로컬 푸드, 즉 그 동네의 아침 장에서 파는 것, 또는 키운 사람을 생각하게 하는 채소를 추천한다. 신토불이(身土不二), 몸과 땅은 둘이 될 수 없다. 인간의 몸과 인간의 생활 터전인 땅은 하나라서 떼려야 뗄 수 없는 관계다.

계절에 맞게 수확하는 제철 식재료를 중심으로 먹으면 그 터의 기후와 풍토에 적응하게 되고 계절 변화에도 익숙해질 수 있다. 인근에서 수확한 채소는 그 땅에 있는 물, 흙, 공기로 키워져 순간의 생명력이 살아 있다. 게다가 신선하고, 농약이 적으며 영양가도 높다. 그런 채소는 속이 꽉 차 있고 맛도 깊다.

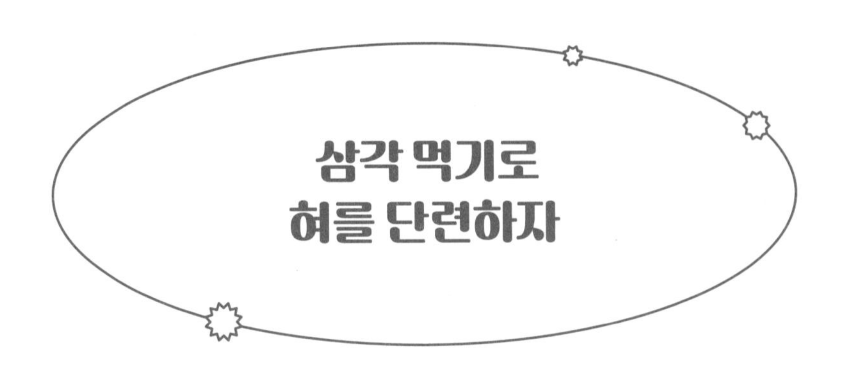

삼각 먹기로 혀를 단련하자

식사는 혀를 단련하기에 좋다. 짠맛, 신맛, 단맛, 감칠맛, 쓴맛 다양한 맛이 있고, 주식인 밥과 반찬(주찬, 부찬), 국 등 심심한 맛부터 강한 맛까지 교대로 맛볼 수 있다.

혈당치가 급격하게 상승하는 것을 예방하고 혀를 단련하기 위해 채소 먼저 먹기와 삼각 먹기를 권한다. '삼각 먹기'란, 일본의 학교에서 교육하는 식습관 중 하나로, 밥이나 빵 등의 주식과, 생선과 고기 등의 주찬, 된장국이나 수프 등의 국물류의 순서로 균등하게 번갈아 먹는 방법이다.

식사할 때 채소를 먼저 먹으면 혈당치가 천천히 올라간다. 밥 먼저

섭취법에 따른 혈당치 상승 변화

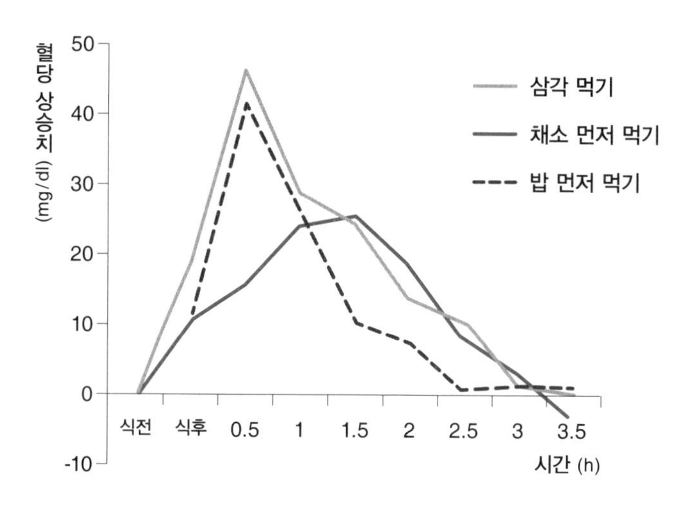

'7가지 요리를 먹는 순서와 혈당치의 차이에 대한 검토'를 수정
일본미병시스템학회 잡지 22(1): 64~67, 2016

먹기, 채소 먼저 먹기, 삼각 먹기를 비교한 연구에서는 채소 먼저 먹기만이 혈당치의 급격한 상승을 일으키지 않았다. 또한 채소 먼저 먹기와 삼각 먹기는 먹기 전의 혈당치로 서서히 회복되었다.

흔히 밥을 먹을 때는 밥과 반찬이 입속에서 천천히 섞이도록 꼭꼭 씹어서 먹으라고 한다. 이렇게 하면 맛의 변화를 충분히 즐길 수 있다. 양념이 강한 것도 심심한 음식과 함께 먹으면 입속에서 내 혀와 만나 나만의 맛이 생겨나고 혀도 단련할 수 있다. 같은 요리를 계속 먹다 보면 그 맛에 익숙해져서 간을 더하게 될 때도 있다. 하지만 입속에서 음식의 조화를 즐기는 것을 기본으로 하는 삼각 먹기를 실천하면 한 입 한 입 맛을 섬세하게 살피며 맛볼 수 있다.

음식을 꼭꼭 씹는 것은 혀를 단련할 뿐만 아니라 세로토닌을 증가시킨다. 밥만 먹을 때보다 반찬과 밥을 함께 먹을 때 입속에서 변화하는 맛을 느끼려고 씹는 횟수가 늘어난다. 리듬 운동을 하는 것과 같이 씹는 횟수가 많아지면 음식 섭취법으로도 세로토닌을 늘릴 수 있는 것이다.

씹는 횟수가 늘어나면 침도 증가한다. 침 속의 효소가 더 활발히 작용해 소화 흡수를 도와 몸에도 좋고 수면에도 좋다. 식사할 때는 한입에 50회 이상 씹고 나서 삼키는 것이 좋다. 씹는 행위는 합리성, 논리성을 관장하는 뇌의 배외측전두전야의 혈류를 증가시켜 이 영역의 활동을 높인다고도 알려져 있다.

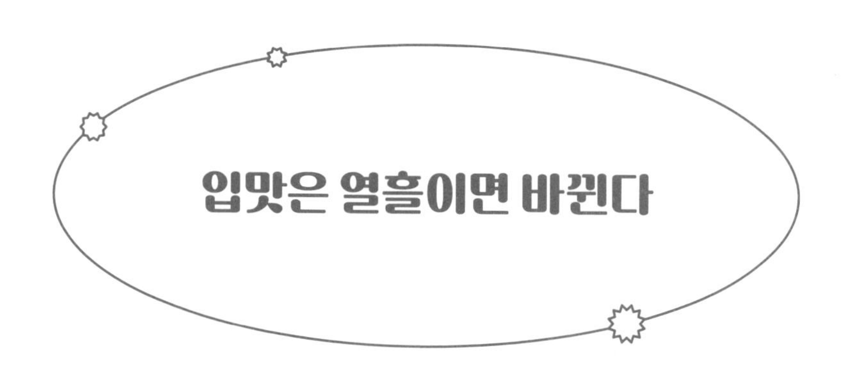

입맛은 열흘이면 바뀐다

싱거운 것을 계속 먹다 보면 점점 맛이 강한 음식을 잘 먹지 못하게 된다. 마찬가지로 맛이 강한 음식을 먹다 보면 아무래도 싱거운 음식보다는 강한 맛을 찾게 된다. 고로케와 같이 튀기거나 조리된 빵을 먹다 보면 계속 그런 종류의 빵에 손이 간다. 라면을 먹다 보면 계속 라면만 찾게 된다.

인간의 몸은 항상 주변 환경에 순응해간다. 늘 먹는 음식에 혀와 장내 세균, 그리고 뇌가 학습된다. 왠지 먹고 싶다면 그것은 몸이 정말로 원해서가 아니라 몸이 그렇게 습관이 되어서일 수 있다. 먹고 싶어서라기보다 그냥 무의식중에 먹게 될 때도 있다.

식사할 때는 평소에 먹는 익숙한 음식을 과연 내 몸이 좋아할지 생각하고 확인하면서 먹어보기 바란다. 섭취했을 때 속이 편하지 않거나 뭔가 잘 맞지 않는 것 같다면 가급적 그 음식은 피하자.

음식의 맛을 느끼는 미각 세포가 모여 이루어진 미뢰, 즉 혀의 맛봉오리는 대략 열흘이면 바뀐다. 아주 짜거나 단 게 먹고 싶어서 조절하지 못하고 폭식하는 경향이 있다면 '몸이 맛있게 느끼는 식사'를 2주간 실천해 보기 바란다. 14일간 몸이 기뻐하는 식사를 해보면 다시 원래 기호대로 식사했을 때 자극적인 맛에 깜짝 놀라게 될 것이다.

혀가 단련되면 내 몸이 맛있게 느끼는 것과 그렇지 않은 것을 구분할 수 있게 된다. 그리고 혀와 장내 세균, 뇌가 서서히 조정되어 무의식중에 내 몸이 즐거워하는 식사를 선택하게 된다. 먼저 내 몸이 정말로 먹고 싶어 하는지 판단하는 감각을 길러나가자.

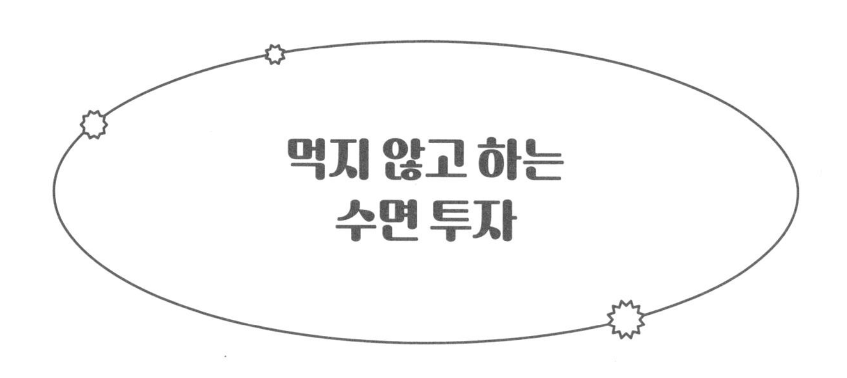

먹으면서 하는 수면 투자가 있다면, 먹지 않아야 하는 수면 투자도 있다. 질 좋은 수면을 위해 먹지 말아야 할 것은 인스턴트식품이다. 인스턴트식품은 인산염(보존료)을 함유하고 있어서 아연의 흡수를 방해하고 칼슘 배출을 촉진한다. 아연이 부족하면 초조하고 침울해지며 입맛이 달라지고 불면 상태에 빠지기 쉽다.

칼슘은 정신을 안정시키는 작용을 한다. 한방에서도 악몽을 많이 꾸고 잘 놀라며 불면증이 있는 사람에게 칼슘을 함유한 모려(조개)의 껍질과 뼈를 생약으로 처방한다. 칼슘이 정신을 안정시킨다고 알려진 만큼 악몽을 꾸느라 편안히 잠을 이루지 못하는 사람은 칼슘 부족이 아닌지, 인스턴트식품을 많이 먹지 않는지 살펴보자. 또한 스트레스가 쌓이면 갑자기 초콜릿 등 단것을 찾게 된다. 일하는 책상 서랍에 과자를 잔뜩 쟁여 두고 먹는 사람은 스트레스 내성이 낮은 상태다. 인간은 스트레스를 받으면 뇌 속에서는 세로토닌이 줄어들고, 뇌에 세로토닌의 원료가 되는 트립토판의 양을 늘리기 위해 당분을 필요로 한다.

트립토판이 부족하면 당분을 섭취해도 뇌 속에서 세로토닌이 잘 분비되지 않는다. 단것이 당길 때는 대신 트립토판이 많이 함유된 식품을 간식으로 먹으면 좋다. 단것을 먹으면 쾌감 중추가 자극받아 일시적으로 에너지가 상승해 행복감을 얻을 수 있다.

그러나 탄수화물이나 단것이 갑자기 확 들어가면 혈당치의 급상승과 급강하를 일으키는 혈당 스파이크가 발생해 졸음, 피로감, 공복감, 집중력 저하 등으로 이어진다. 이러한 혈당 스파이크는 마음의 파동을 키울 뿐 아니라 혈관에 상처를 내 몸의 산화나 염증을 일으킨다. 그 결과 비만, 인슐린 저항성, 호르몬의 불균형, 치매, 당뇨병 등이 생길 수 있다.

동양의학에서 볼 때 단것을 섭취하는 것은 곧 냉한 기운을 몸에 집어넣는 것이다. 냉기는 만병의 근원이므로 그로 인해 몸의 기능이 저하된다. 배가 고프면 예민해진다. 그래서 나의 경우 진료할 때 틈틈이 간식으로 치즈나 영양보조식품 등을 꼭꼭 씹어서 조금씩 먹는다. 먹을 때는 한 번에 먹어치우지 않고 한입 먹고 쉬고, 또 한입 먹고 쉬는 방식으로 먹는다. 조리빵, 초콜릿, 사탕, 과자류 등 당질이 지나치게 많은 음식은 오히려 졸음이나 허기를 유발하므로 거의 먹지 않는다. 치즈와 영양보조식품 외에 집에서 현미 주먹밥을 만들어와 짬짬이 조금씩 먹기도 한다.

좋아하는 음식을 너무 엄격히 제한하면 스트레스를 받아 반발로 폭식하게 될 수 있다. 만일 돈가스와 같이 튀긴 음식을 먹고 싶다면 양을 절반으로 줄이고 그만큼 샐러드로 보충한다. 점심으로 먹으면 나머지 반은 저녁에 먹는 방식으로 조절한다. 뷔페를 갔다면 충분히 즐기고, 그다음 날 아침은 과일 위주로 먹거나 채소를 한 가지 더 추가해서 가볍게 먹는다. 수면과 마찬가지로 식사도 1일, 3일, 일주일 단위로 조절하자.

인간만이 가진 특징이 바로 식사를 '즐긴다'는 것이다. 동물과 달리 인간은 식사로 영양만 섭취하는 것이 아니라 화목한 분위기에서 음식을 통해 '사람과의 연결'을 즐기고 '맛'을 즐긴다. 몸에 좋다는 이유로 싫어하는 것을 계속 먹으면 음식을 즐길 수 없게 된다. 자신의 몸과 마음이 즐거워하는 식사, 인생을 즐기는 식사를 하자.

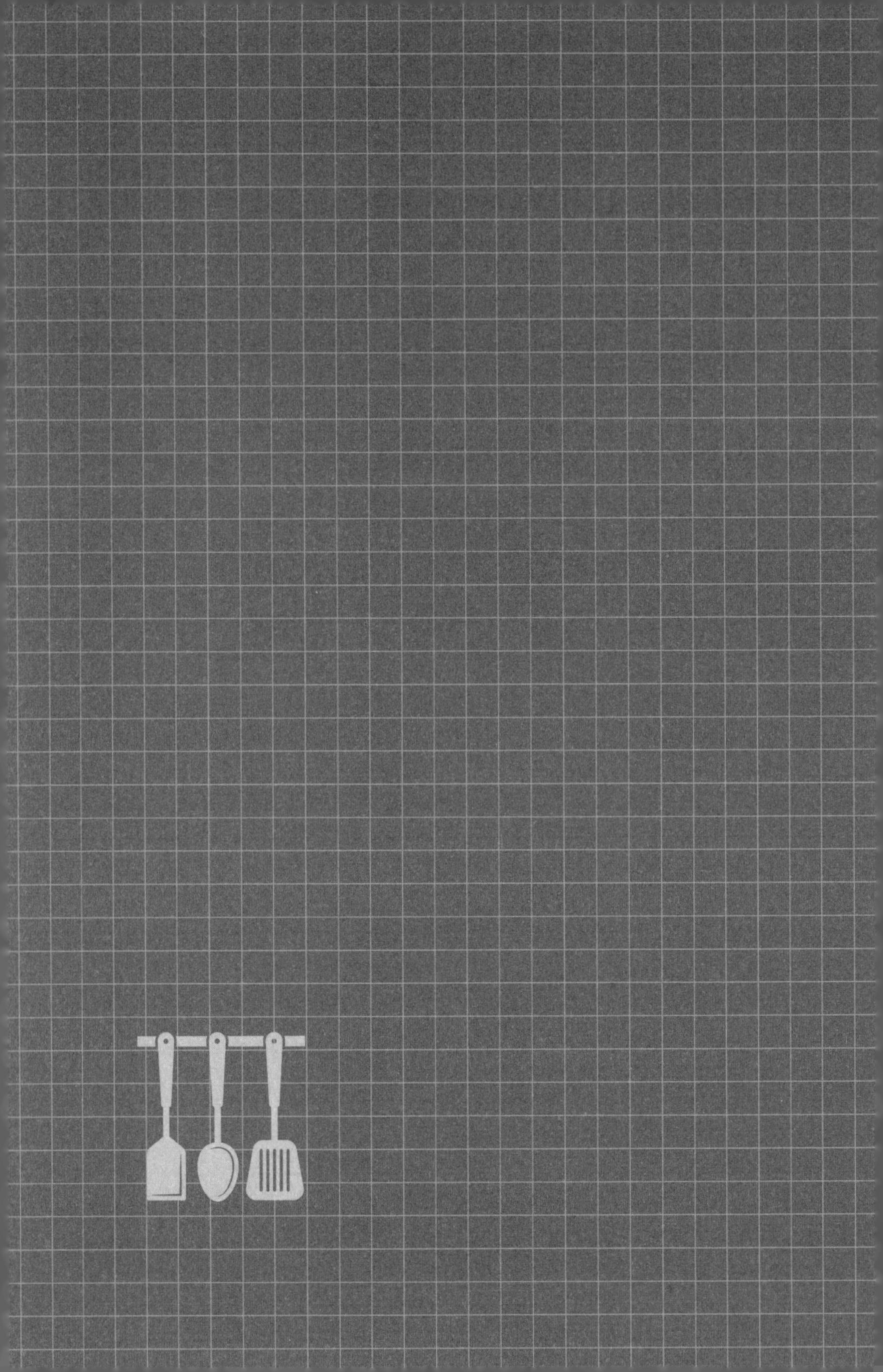

수면에 도움되는 된장국 레시피

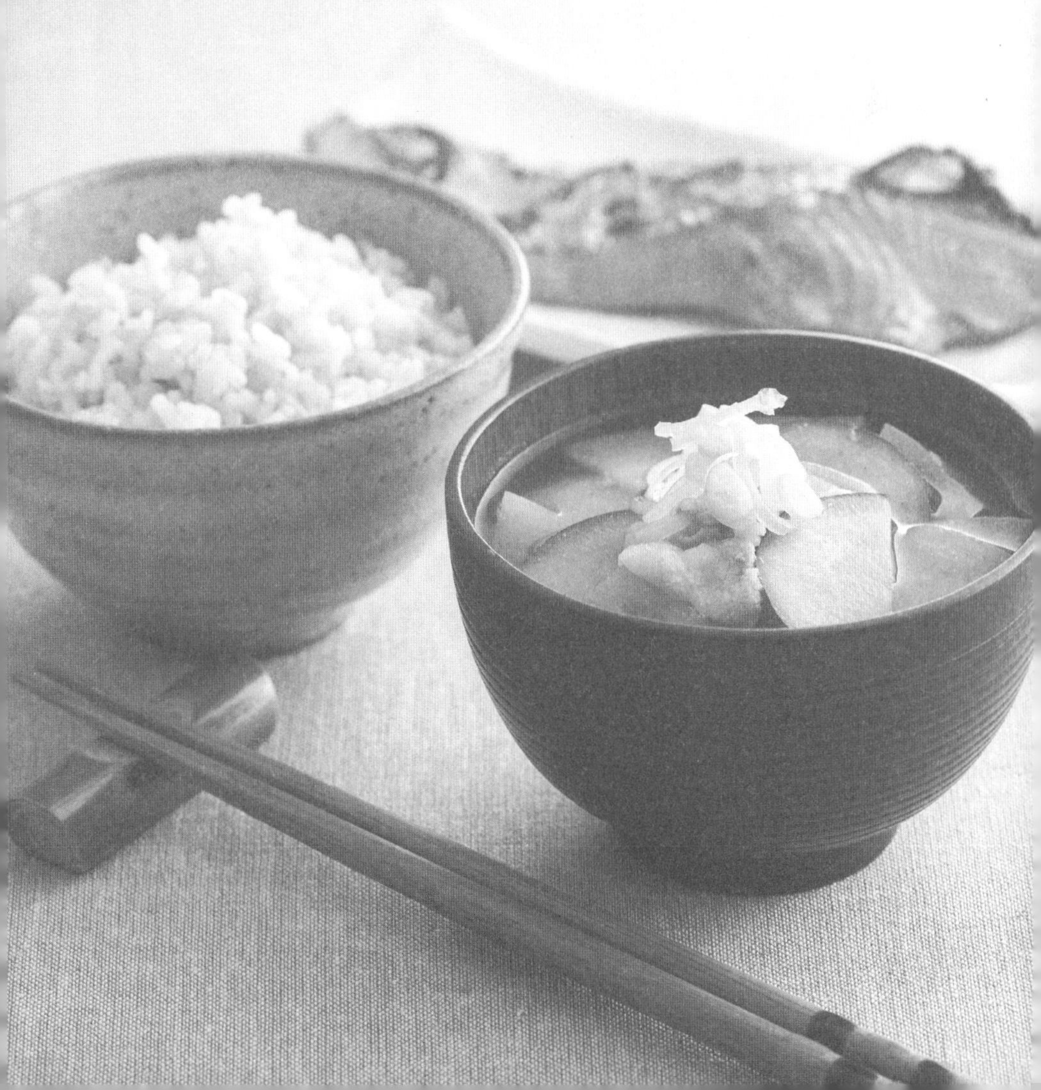

수면 투자의 지원군, 된장국

수면을 관장하는 멜라토닌을 만들려면 세로토닌의 재료가 되는 트립토판이 필요하다. 바쁜 생활 속에서 간편하게 내 몸을 챙기고 꿀잠을 자고 싶어 하는 사람들에게 된장국을 추천한다. 된장국은 물, 육수용 재료, 된장, 건더기만 조금 바꿔도 아침, 점심, 저녁, 늦은 밤까지 부담 없이 즐길 수 있다.

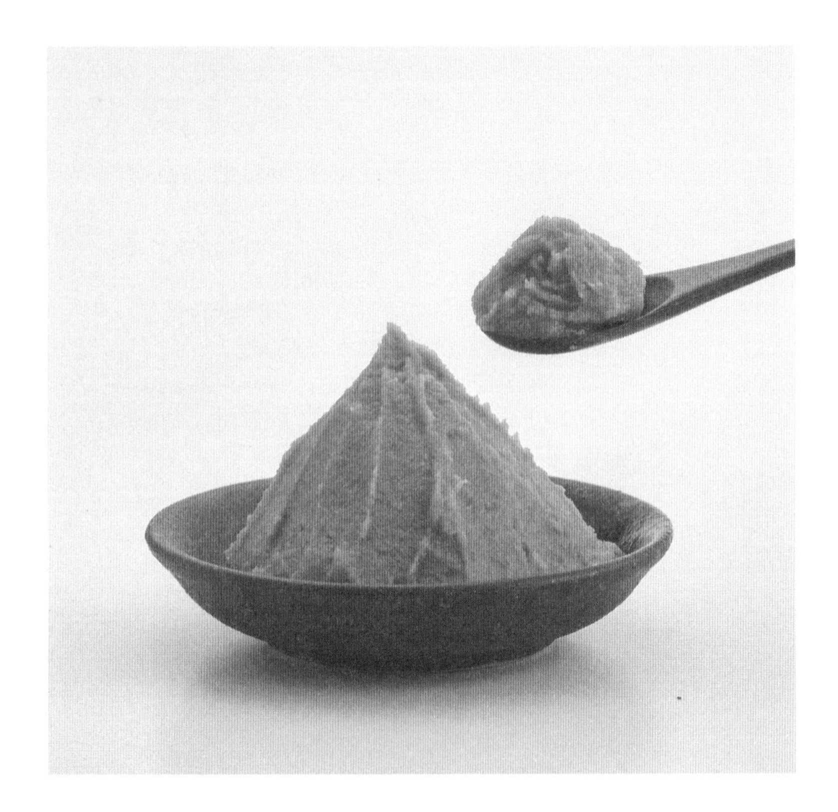

된장국에 들어가는 건더기는 그 종류가 다양하다.
한 그릇에 영양이 듬뿍 담겨 있다.

된장국은 초간단 요리!
바쁜 생활 속에서 조금만 신경 쓰면 손쉽게
내 몸을 챙길 수 있다.

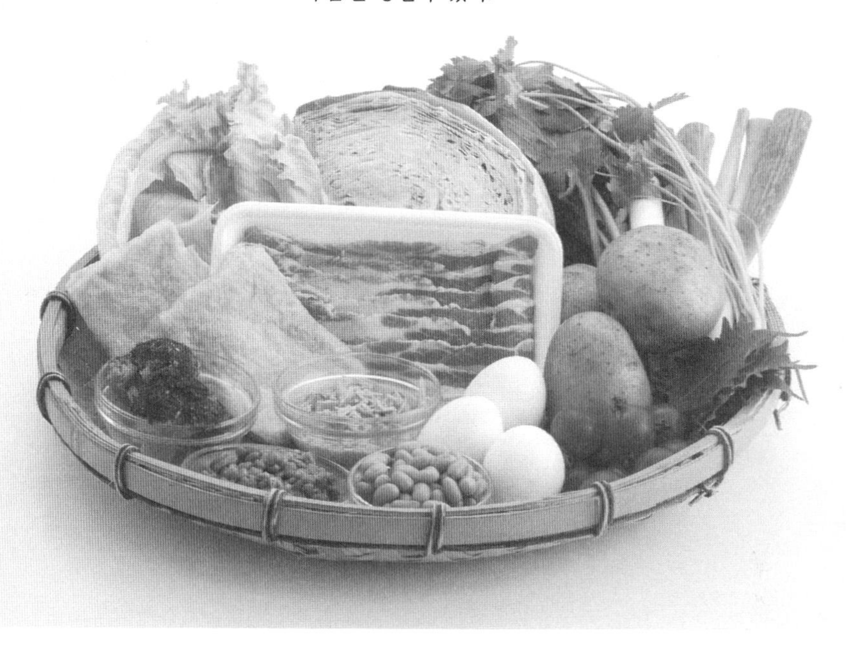

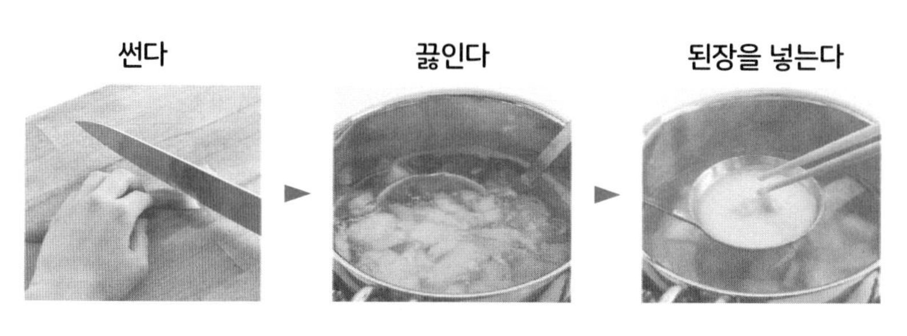

요리 끝!

육수 만드는 법

<육수를 쓰면 좋은 점>

- 육수의 감칠맛은 식사의 만족도를 높여준다.
- 밑간이 되어 있어서 소금 섭취량를 줄일 수 있다.
- 육수를 만드는 정성이 마음의 여유로 이어진다.

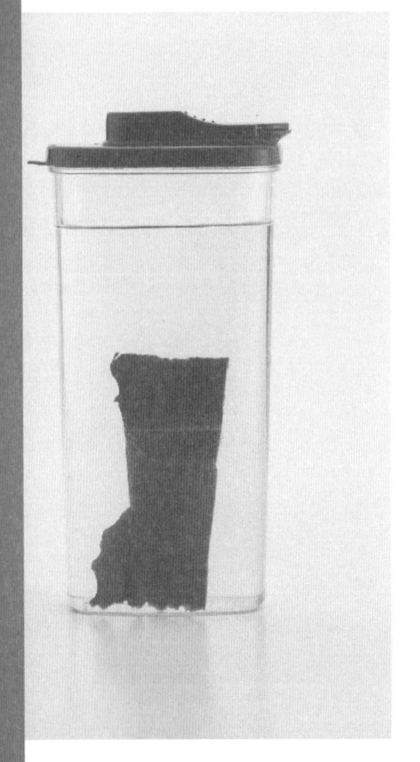

육수 만드는 법

[재료] 물 1200ml, **다시마** 10cm

다시마와 물을 저장 용기에 넣고 뚜껑을 닫아 냉장고에 하룻밤에서 이틀 밤 정도 둔다.

혼합 육수(2인분)

다시마 육수를 400ml 넣고 끓인 뒤, 체에 가쓰오부시 팩을 한 개 넣고 육수에 담가 한 번 저어 우린 다음 바로 불을 끈다.

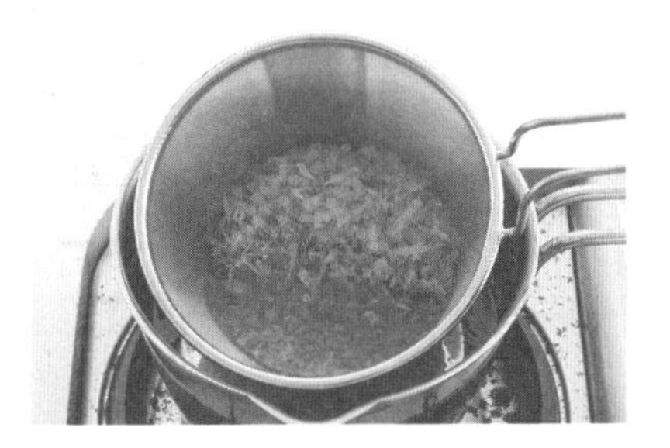

육수가 없을 때 초간단 국물 내는 법

1

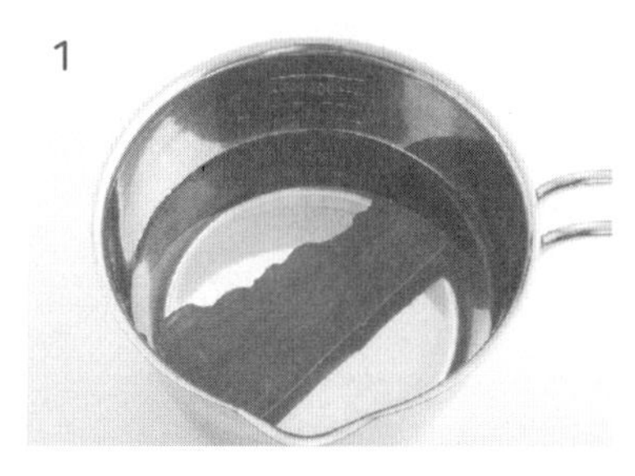

냄비에 물 1200ml과 자른 다시마를 넣고 불을 켠다.

2

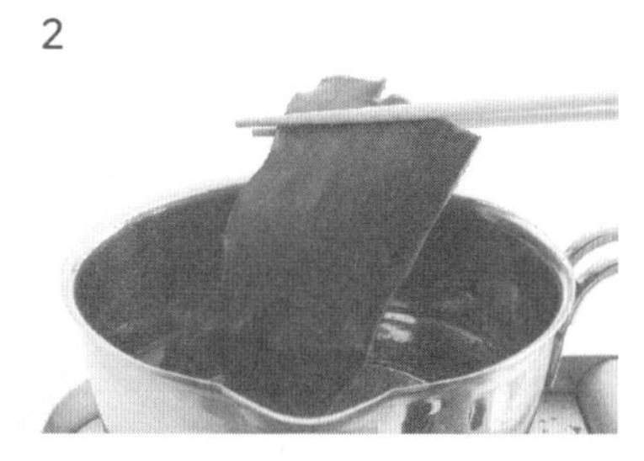

물이 끓기 시작해서 작은 기포가 올라오면 다시마를 빼낸다.

3

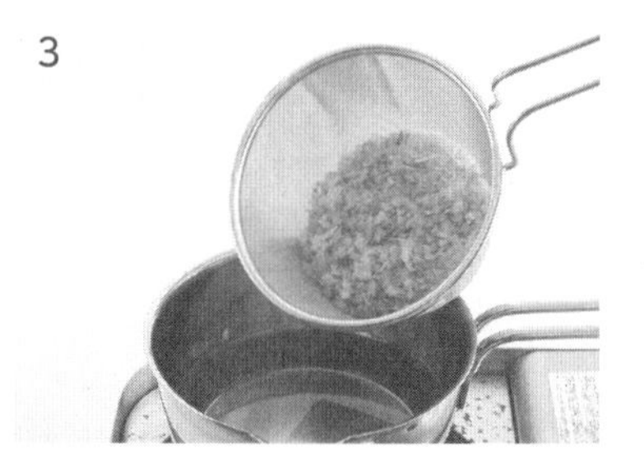

물이 끓으면 체에 가쓰오부시 팩을 두 개 정도 넣어 육수에 담가 한번 젓고 바로 불을 끈다.

4

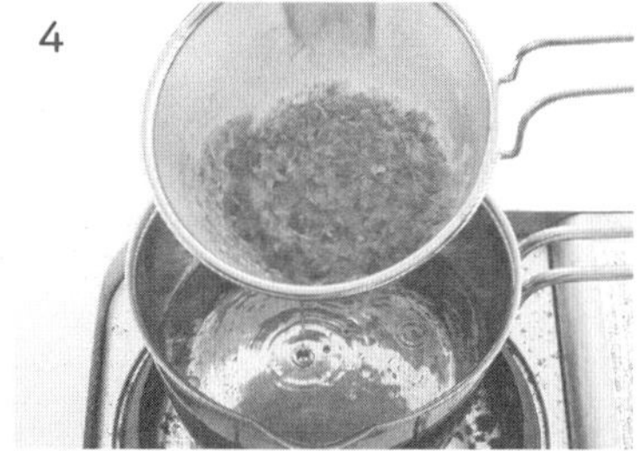

체로 가쓰오부시를 걸러낸다.

※ 가쓰오부시는 세로토닌의 생성에 필요한 트립토판과 비타민 B6를 함유하고 있다.

※ 다시마와 가쓰오부시를 넣으면 감칠맛이 좋아진다.

※ 가쓰오부시를 대신해 멸치를 사용한다면 10분 이상 끓여 우려낸다.

그마저도 귀찮다면 맛내기 가루를 사용하자!

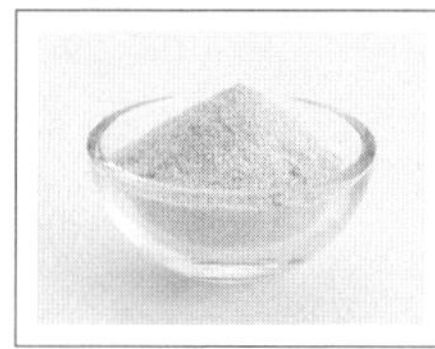

된장을 먼저 풀고 나서 맛내기용 가루를 넣는다.

아침 ✽ 개운하게 눈뜨고 싶다면

Recipe

감자와 두부튀김 된장국

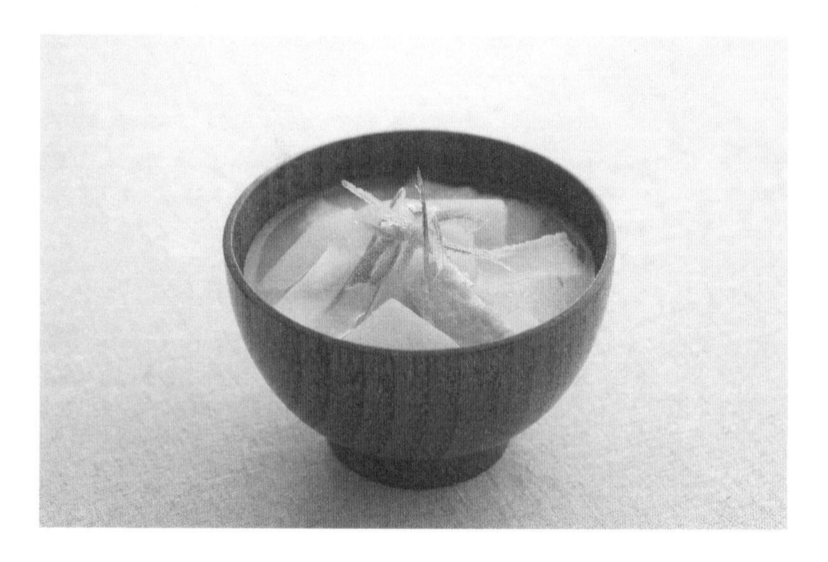

[재료와 만드는 법] (2인분)

· 감자 ……… 1개
· 두부 ……… 반 모
· 양하(또는 파) …… 기호에 따라
· 생강 ……… 1개
· 육수 ……… 2컵(400ml)
· 된장 ……… 1큰술

1. 감자는 한입 크기로 썰어 물에 담근다. 생강은 채 썬다.
2. 냄비에 육수와 감자를 넣고 끓인다.
3. 두부를 굵게 썰어 기름에 부쳐낸 후 볼에 넣고 뜨거운 물을 부어 기름기를 뺀 다음, 절반 두께로 썰고 다시 긴 직사각형으로 썬다.
4. 감자가 익으면 튀긴 두부를 넣고 한소끔 끓인다. 된장을 풀어 넣고 생강을 첨가한 뒤 불을 끈다. 국그릇에 담고 취향에 따라 양하, 파 등을 올린다.

※ 아침 된장국은 체온을 높여 눈이 뜨이게 한다.
※ 감자는 아침에 몸을 움직이는 탄수화물 에너지원이 된다.
※ 두부는 트립토판이 많이 함유된 대두 식품이다.

점심 ✽ 바쁠 때 간단한 된장국

Recipe

참치, 브로콜리, 방울토마토가 들어간 생강 된장국

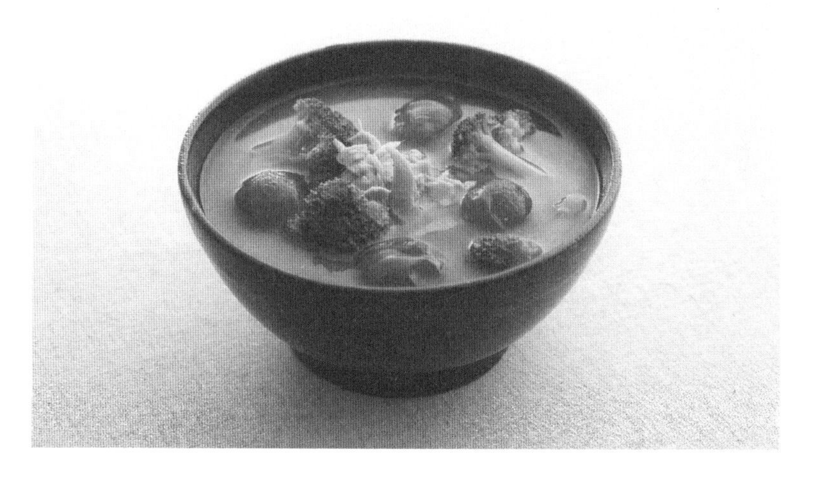

[재료와 만드는 법] (2인분)

- 방울토마토 ··· 8개
- 프로콜리 ······ 1/3개
- 참치캔 ········· 1개
- 생강 ············ 1/2큰술
- 육수 ············ 2컵(400ml)
- 된장 ············ 1큰술

1. 방울토마토는 꼭지를 딴다. 냄비에 냉동 상태의 브로콜리와 방울토마토, 육수를 넣고 중불로 끓인다. 끓어오르면 참치와 생강을 넣는다.
2. 된장을 풀어 넣고 한소끔 끓인 다음 불을 끄고 국그릇에 담는다.

※ 참치는 트립토판과 비타민 B6를 함유하고 있다.
※ 생강은 비타민 B6를 함유하고 있다.

저녁 ✱ 몸은 피곤하고 배는 고플 때

Recipe

마늘 돼지고기 된장국

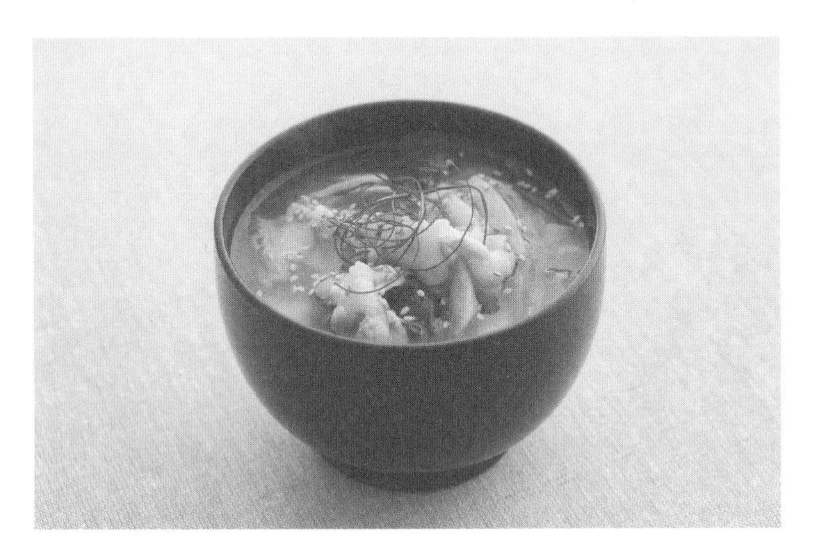

[재료와 만드는 법] (2인분)

· 돼지고기 편육 …… 100g
· 좋아하는 잎채소(양배추, 시금치, 등)
…… 기호에 따라
· 참기름 …… 1/2큰술
· 마늘 ……… 조금
· 흰깨 ……… 기호에 따라
· 실고추 …… 기호에 따라
· 육수 ……… 2컵(400ml)
· 된장 ……… 1큰술

1. 돼지고기와 잎채소는 한입 크기로 썬다.
2. 냄비를 달궈 참기름과 마늘을 조금 넣고 향이 올라오면 돼지고기를 볶는다.
3. 육수를 붓고 돼지고기가 익었을 때쯤 잎채소를 넣는다.
4. 된장을 풀어 넣는다. 국그릇에 담고 기호에 따라 흰깨나 실고추를 보기 좋게 얹는다.

※ 마늘은 비타민 B6를, 돼지고기, 흰깨는 트립토판 함유하고 있다.

※ 돼지고기 속 비타민 B1은 대사에 관여해 탄수화물과 지방 등 에너지를 효율적으로 이용하게 돕는다. 또한 피로감 개선에도 도움을 준다.

늦은 밤 * 야식

Recipe

달걀 낫토 된장국

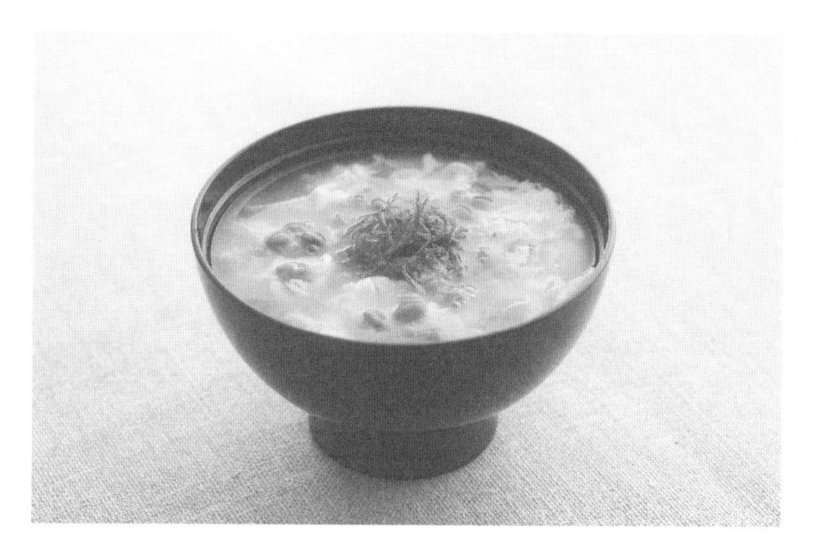

[재료와 만드는 법] (2인분)

- · 낫토 ……… 2팩
- · 달걀 ……… 2개
- · 향미 채소(파, 파드득나물, 시소 등) ……… 기호에 따라
- · 육수 ……… 2컵(400ml)
- · 된장 ……… 1큰술

1. 향미 채소를 원하는 크기로 썬다.
2. 냄비에 육수를 넣고 불을 켜 끓어오르면 낫토를 넣고 달걀을 깨서 넣는다.
3. 된장을 풀어 넣고 한소끔 끓인 뒤 불을 끄고 국그릇에 담아 향미 채소를 얹는다.

※ 낫토와 달걀은 트립토판을 다량 함유하고 있다.

※ 늦은 밤에 먹는 된장국은 소화에 부담을 주지 않는다.

휴일 * 보양식

Recipe

콩을 갈아 넣은 파근파근한 된장국

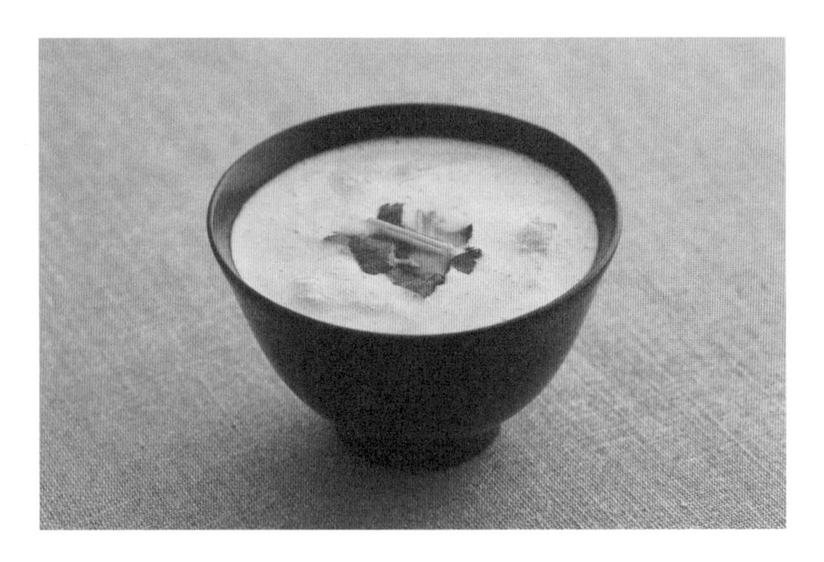

[재료와 만드는 법] (2인분)

- 대두 ········· 1/4~1/3컵
- 유부 ········· 1장
- 파 ········· 기호에 따라
- 달걀 ········· 기호에 따라
- 육수 ········· 2컵(400ml)
- 된장 ········· 1큰술

1. 전날 밤에 대두를 물에 불린다.
2. 대두를 육수와 함께 믹서에 간다.
3. 믹서에 간 대두를 냄비에 넣고 한소끔 끓인다.
4. 유부를 반으로 나누어 직사각형으로 썰어 넣고 함께 끓인다. 향미 채소를 송송 썰어놓는다.
5. 된장을 풀고 기호에 따라 달걀을 풀어 넣어 한소끔 끓인다. 불을 끄고 국그릇에 담아 파를 얹는다.

※ 대두·유부·달걀은 트립토판을 다량 함유하고 있다.

늦은 밤 ✽ 야식

Recipe

달걀 낫토 김칫국

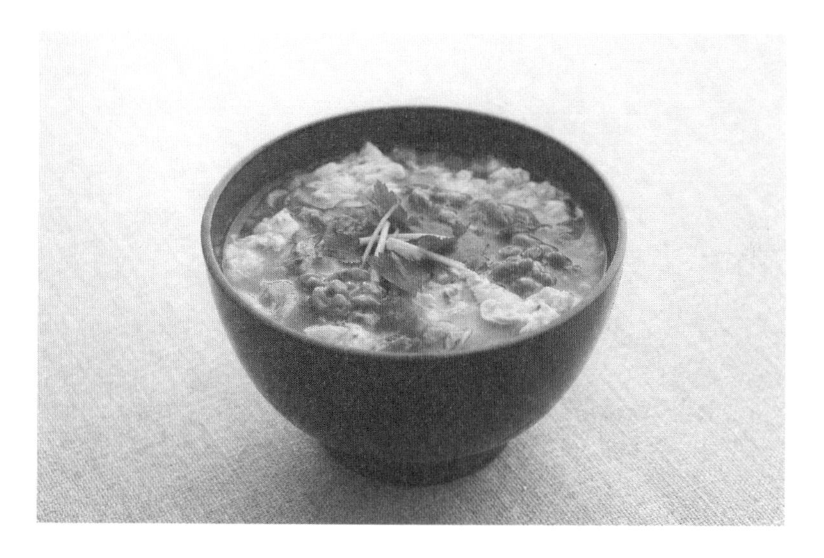

[재료와 만드는 법] (2인분)

· 낫토 ········· 2팩
· 달걀 ········· 2개
· 김치 ········· 기호에 따라
· 파 ········· 기호에 따라
· 육수 ········· 2컵(400ml)
· 된장 ········· 1큰술

1. 파를 원하는 크기로 썬다.
2. 냄비에 육수를 넣고 끓이다가 끓어오르면 낫토와 김치를 넣고 달걀을 깨서 넣는다.
3. 된장을 풀어 넣고 한소끔 끓은 다음 불을 끄고 국그릇에 담는다.

※ 낫토·달걀은 트립토판을 다량 함유하고 있다.
※ 김치는 발효 식품으로 장에 유익한 유산균이 많다.
※ 늦은 밤에 먹는 된장국은 소화에 부담이 없어 좋다.

휴일 ✽ 쉬는 날 즐기는 된장국

Recipe

말랑하고 달달한 고구마 된장국

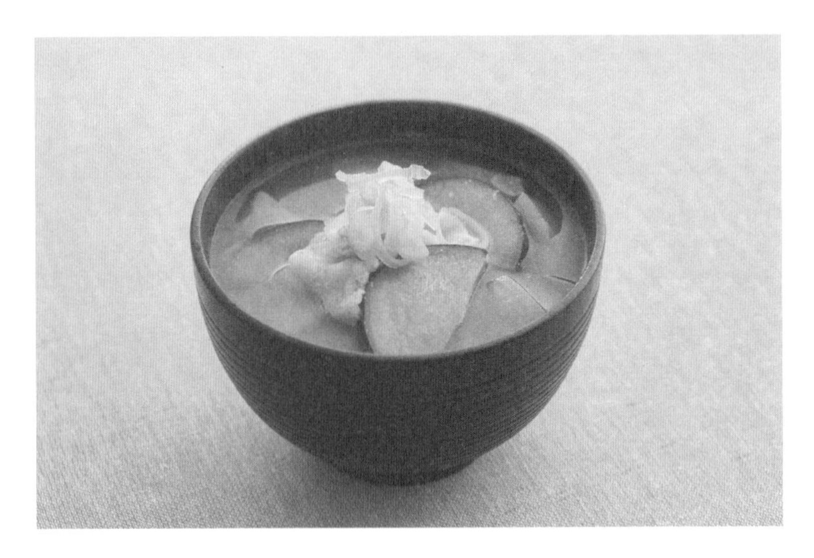

[재료와 만드는 법] (2인분)

· 돼지고기 편육 ······ 100g
· 양파 ········· 1/2개
· 당근 ········· 1/2개
· 고구마 ······ 중간 크기 1/4개
· 파 ··· ········· ······ 약간
· 참기름 ······ 1/2큰술
· 육수 ········· 2컵(400ml)
· 된장 ········· 크게 1큰술

1. 양파, 당근, 고구마, 돼지고기를 한입 크기로 썬다. 고구마는 물에 담가둔다.
2. 냄비를 달궈 참기름을 넣고 향이 올라오면 돼지고기를 넣어 볶는다. 돼지고기가 익었을 때 양파, 당근을 넣고 볶는다.
3. 육수와 고구마를 넣고 30분 정도 끓인다.
4. 된장을 풀어 넣고 국그릇에 담아 파를 올린다.

※ 고구마는 탄수화물로 세로토닌을 혈액 속으로 분비할 수 있게 도와준다.
※ 돼지고기 속 비타민 B1은 대사에 관여해 피로를 없애준다.

이튿날 아침 식사 10시간 전에 저녁 식사를 마친다

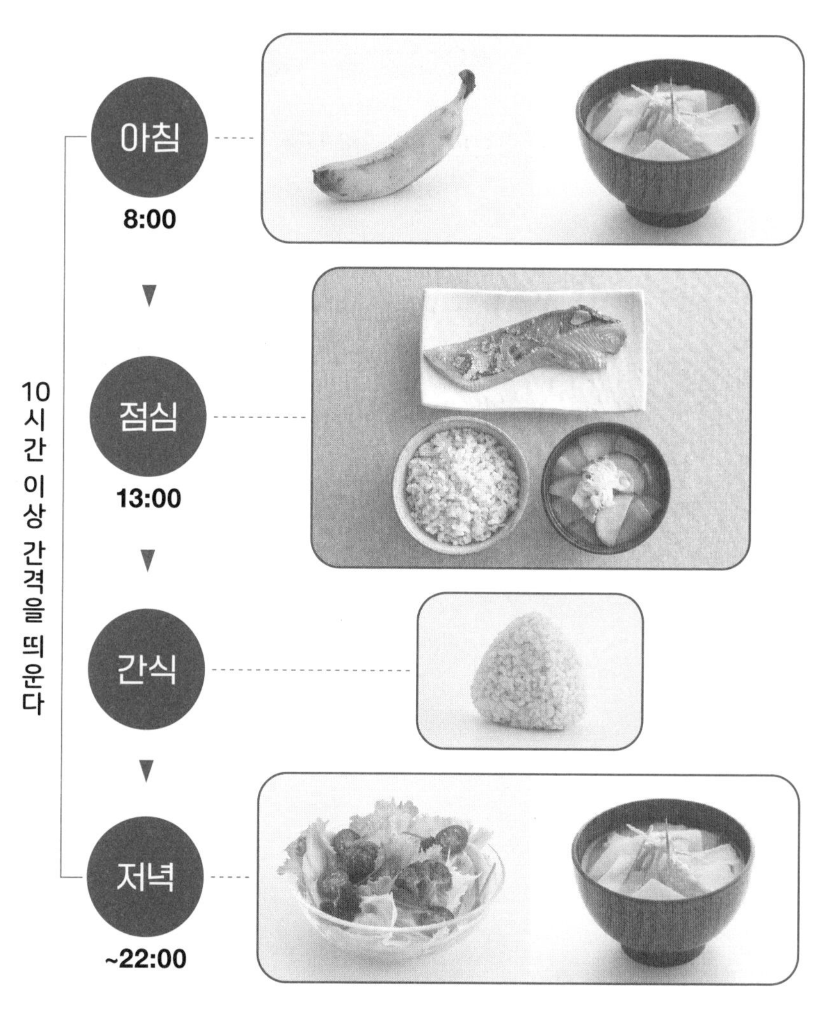

이튿날 아침 식사하기 10시간 전에 저녁 식사를 마친다. 그래야 음식 섭취로 인한 심부 체온의 상승을 막아 수면의 질이 높아진다.

멜라토닌 분비를 촉진하는 식사

수면을 관장하는 멜라토닌은 트립토판을 재료로 만들어진다.

트립토판 → **세로토닌** → **멜라토닌**

트립토판이 풍부한 식품

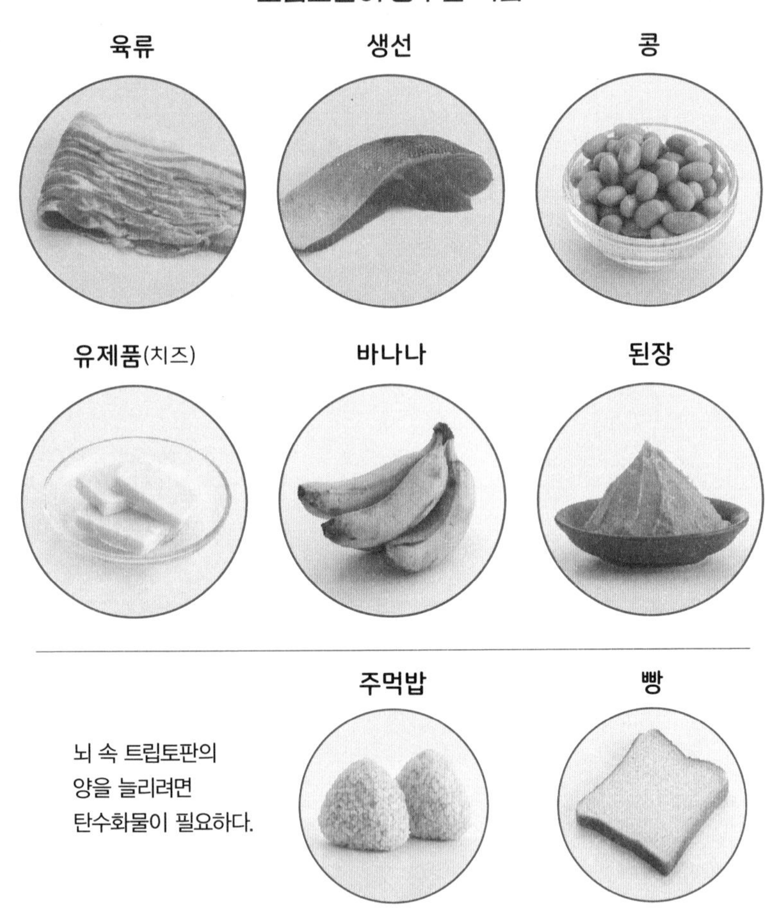

채소 먼저 먹기 & 삼각 먹기

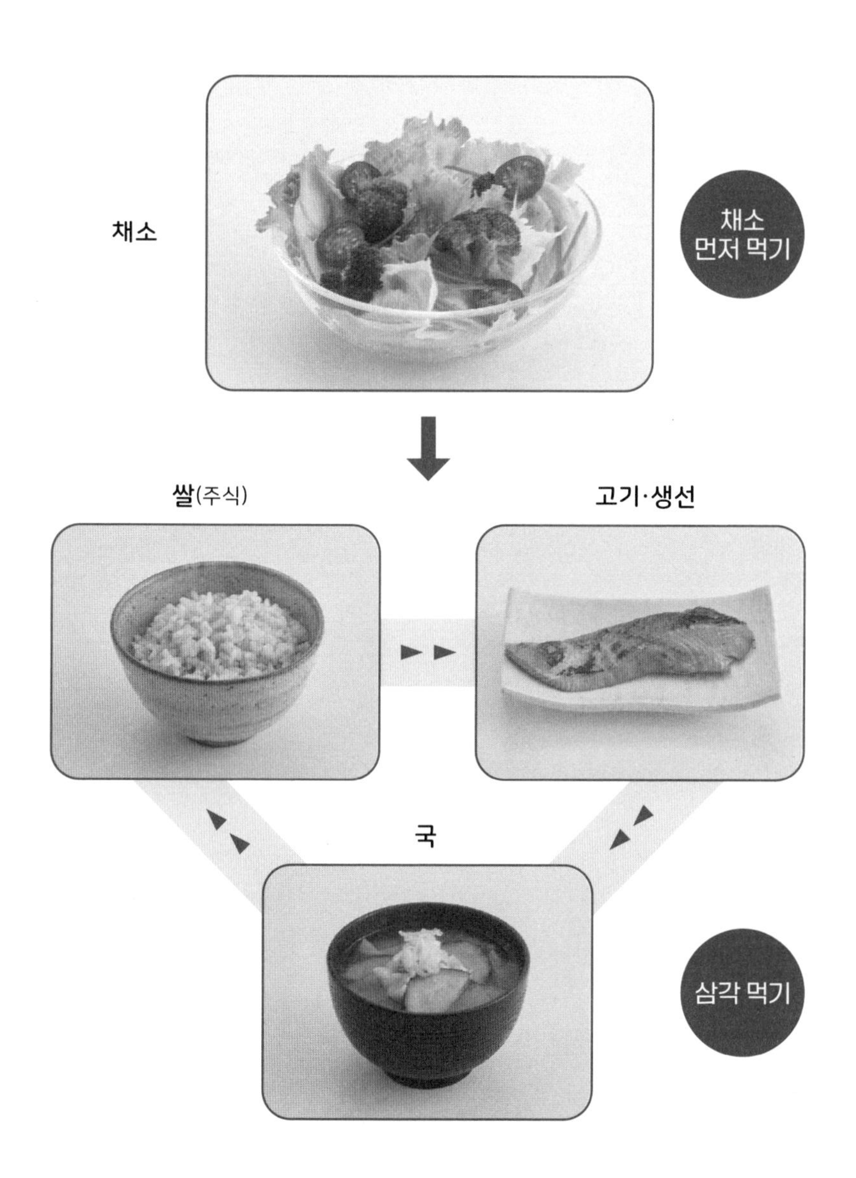

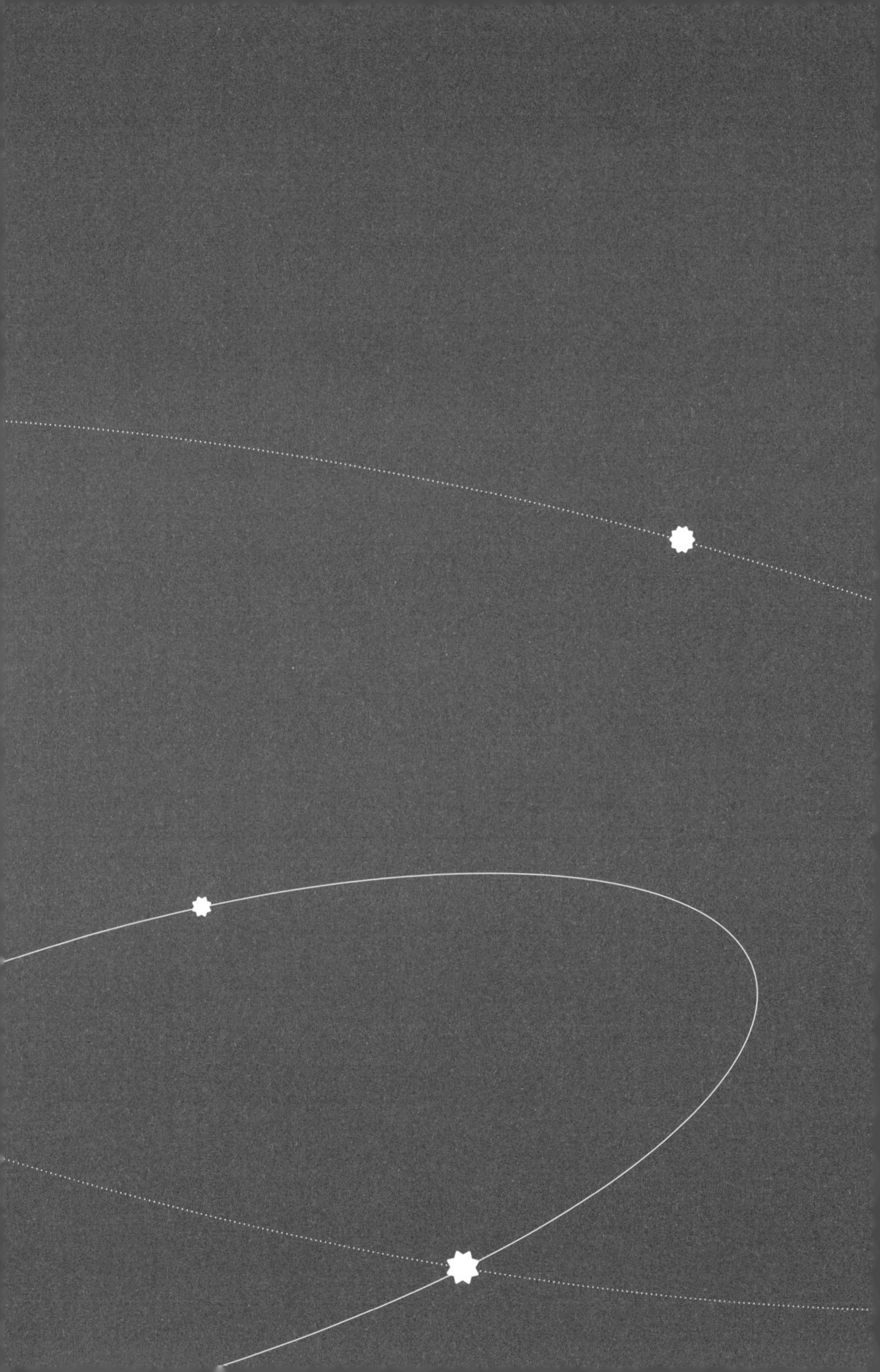

제5장

최고의 수면 투자 3 운동

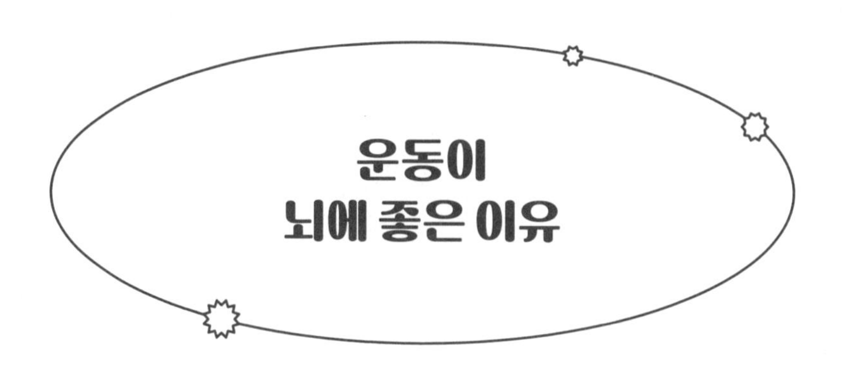

피곤할 때 스트레칭을 하면 몸이 이완될 뿐만 아니라 기분까지 상쾌해진다. 최근 몇 년 사이에 운동은 다이어트에 효과적일 뿐만 아니라 정신 건강에도 좋다는 것이 의학적으로 밝혀졌다.

✸ 운동이 정신 건강에 좋은 작용을 하는 원리

뇌의 세로토닌이 증가한다

세로토닌은 해마의 신경 신생을 촉진하고 항우울 효과를 가져다준다. 운동을 하면 뇌 속에 있는 트립토판이 증가해 행복 호르몬인 세로토닌 농도가 올라간다. 식사를 통해 트립토판을 섭취하는 것뿐 아니라 운동을 병행하면 더 효과적으로 뇌에 세로토닌이 증가한다.

SN에서 CEN과 DMN을 조정한다

뇌 네트워크인 SN은 몸의 상태를 모니터링하고 있어서 네트워크의 전환과 행동의 조정에 영향을 준다. 운동은 심박수의 변화와 근육 긴장 등을 의도적으로 일으켜 SN을 자극한다. 이때 반추 사고에 영향을 주는 DMN과 집중력을 관장하는 CEN을 조정하기 쉬워진다. 운동을 통해 뇌 네트워크를 조정하면 반추 사고에 깊이 빠지지 않도록 예방할 수 있고, 운동하는 동안에는 머릿속이 반추 사고에서 멀어져 안정을 찾을 수 있다.

심폐 기능이 좋아지고 자율 신경 활동이 안정된다

불안은 위협에 대한 신체 반응이다. 불안 장애라면 호흡이 얕고 두근거림이 예고 없이 시작되어 불안이 강해진다고 호소하는 경우가 많다. 신체를 조정하는 자율 신경계, 정동을 관장하는 편도체, HPA 축(시상하부-하수체-부신계)의 활동이 항진된 상태에 이르면 두근거림, 가슴의 답답함, 떨림 등 신체 반응이 일어나 불안을 느끼기 쉽다.

유산소 운동은 상태 불안(어느 특정한 시점에서 느끼는 불안)과 특성 불안(그 사람이 불안해지기 쉬운 경향) 양쪽에 모두 효과를 기대할 수 있다.

운동은 불안 자체를 줄일 뿐만 아니라 불안의 감수성을 감소시켜 불안에 강한 심신을 만드는 데 도움이 된다.

그밖에도 운동은 노르아드레날린, 세로토닌 등 모노아민 계열의 조정과 신경 내분비계에 변화를 일으켜 정신 건강에 도움이 준다. 운동을 하면 심장이 신체 다른 부위뿐 아니라 뇌에도 많은 혈액과 산소를 보내게 되어 뇌세포에 영양 공급이 잘 된다. 또한 운동은 뇌 속의 BDNF를 증가시켜 신경의 생성과 성숙을 돕고, 시냅스의 가역성을 높여 우울증과 불안 장애로 저하된 신경 활동을 활성화하는 효과가 있다고 밝혀졌다.

운동은 신체의 건강 유지는 물론, 전두엽이 담당하는 기억과 학습 능력의 향상을 위해서도 매우 중요한 생활 습관이다. 실제로 운동을 생활화한 고령자가 그렇지 않은 고령자에 비해 기억에 관여하는 해마와 전두엽의 크기가 크다고 한다. 연구 결과 나이 들수록 꾸준히 운동하는 그룹과 그렇지 않는 그룹의 뇌 활동이 현저히 차이가 있었다.

아침에 15분, 저녁에 15분 빨리 걷기

자전거 타기, 걷기, 에어로빅 등 유산소 운동은 정신 건강에 매우 좋다고 알려져 있다. 건강체조 같은 단체 체조는 전신 운동이라 몸 전체의 균형감을 유지하는 데 좋고, 회사나 학교, 가정에서도 계획적으로 할 수 있다. 무엇보다 모두가 같은 동작을 하면서 일체감을 형성하고, 같이 하는 사람끼리 이야깃거리가 될 수 있어 더 좋은 효과를 기대할 수 있다.

환자들에게는 특히 하루 6,000보 이상 걷기를 추천한다. 보통 8,000보나 1만 2,000보를 걸으라고 하지만, 평균 걸음 수가 2,000~3,000보 수준인 사람도 많아서 6,000보라면 한번 해볼 만하다는 생각에 시도하기가 쉽기 때문이다. 도시에서는 출퇴근 시 한 정거장 전에 내려서 15분 빨리 걷기를 하면 3,000보 정도 걸을 수 있다. 흥미로운 것은 6,000보 걷기를 실천하다 보면 자연스럽게 8,000보, 1만 보까지 무리하지 않고 할 수 있게 된다. 걷는 것에 익숙해져 건강을 위해 걷는 습관이 생기게 된 결과다.

운동 강도는 METs(메츠)라는 지표로 나타낸다. 휴식 중일 때가 1MET, 보통 걸음은 3METs, 빠른 걸음은 4METs다. 이 METs를 사용하면 필요한 운동량(Ex)을 쉽게 계산할 수 있다.

1 Ex = 1 MET × 1 시간

보통 걸음은 3METs이므로, 1Ex를 하려면 3분의 1시간(20분)이 필요하다. 빠르게 걸으면 4METs × 4분의 1시간(15분)이 1Ex가 된다. 운동 강도가 높아지면 짧은 시간으로도 필요한 운동량을 채울 수 있다.

일주일에 22.5Ex 이상이면 생활 습관병과 생활 기능 저하의 위험성이 감소한다고 한다. 일반적으로 평균 주당 15~20Ex라고 알려져 있으니 퇴근할 때 한 정거장 전에 내려 15분 빨리 걷기를 하면 주 5일 운동에 5Ex가 더해져 주당 20~25Ex를 달성할 수 있다. 하루 15분 빨리 걷기만 해도 생활 습관병 예방에 도움이 된다는 뜻이다.

METs(메츠)

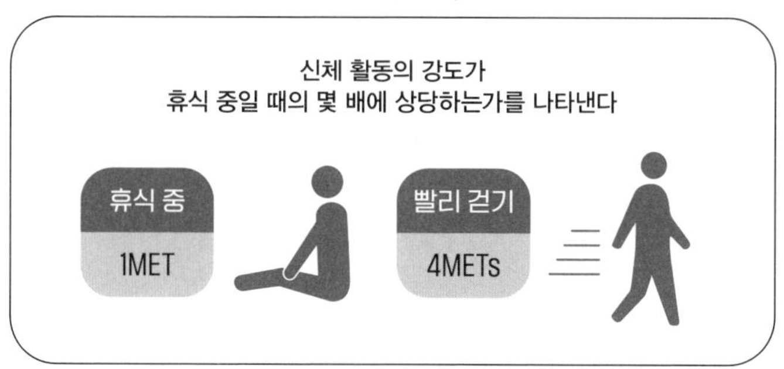

Ex (엑서사이즈) : + 1 Ex / 일을 목표로!

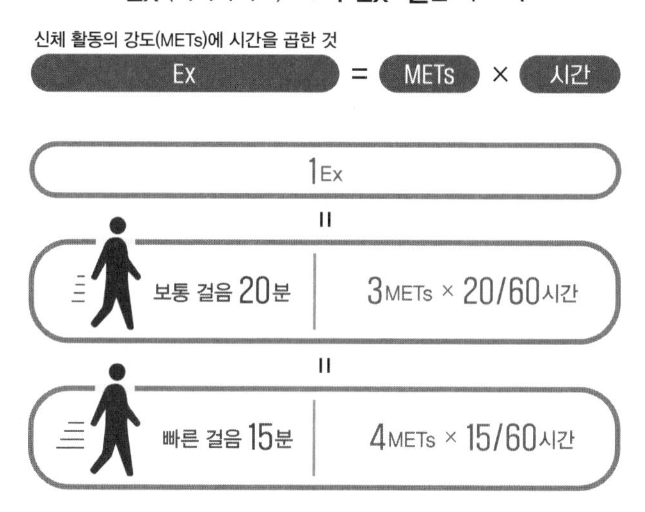

평균 운동량을 15~20Ex/주 ⇨ 22.5Ex/주 이상으로 늘리자
생활 습관병 등 생활 기능 저하의 위험도가 유의미하게 낮아졌다.

오늘부터라도 + 1Ex / 일을 목표로 하자

운동은 조금씩 나눠서 해서 해도 상관없다. 매일 20분이든 1시간이든 운동 시간을 확보할 수 있다면 이상적이겠지만, 바쁜 직장인들에게 운동 시간을 따로 내기란 쉽지 않다. 15분 빨리 걷기도 여의치 않다면 평소에 의식해서 빠른 걸음으로 걷자. 5분씩 3회 축적되면 15분을 채울 수 있다.

따로 짬을 내기 어렵다면 1분, 3분, 5분씩 토막토막 하더라도 빨리 걷기를 통해 제대로 된 운동이 가능하다.

저녁 식사 후 가볍게 걸으면 수면을 돕는 호르몬 '멜라토닌' 분비가 촉진된다. 단, 격렬한 걷기 운동을 잠들기 2~3시간 전에 하면 교감신경계가 활성화되어 불면증이 심해지거나 오히려 수면을 방해할 수 있으므로 주의한다.

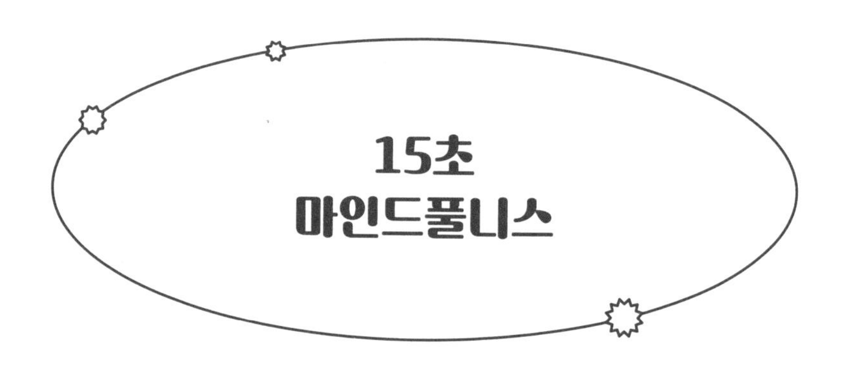

마인드풀니스(마음 챙김)는 구글 등 글로벌 기업에서 업무 성과를 높이기 위해 채용하면서 널리 알려지게 되었다. 마인드풀니스를 명상으로 인식하는 사람도 있을 것이다. 하지만 마인드풀니스란 '지금, 여기, 나를 소중히 여기는 삶의 태도'를 말한다.

마인드풀니스는 '마인드풀' 상태에서 가치를 찾는 가치관, 그것에 기반을 둔 명상법, 그 실천, 마인드풀니스의 가치관에 바탕을 둔 삶의 방식 등 다양한 의미를 포함하고 있다. 또한 마인드풀니스는 특별한 방법으로 주의를 집중하는 것으로 과거나 미래가 아닌, 의식적으로 현재의 순간에 아무런 판단 없이 집중하는 것이다.

마인드풀니스 스트레스 저감법(MBSR), 다른 말로 마음 챙김 명상은 미국 메사추세츠 의과대학의 존 카밧진(Jon Kabat-Zinn) 박사가 마인드풀니스를 의료에 적용한 것으로, 여러 심리 치료에서 효과가 입증되면서 TMS와 함께 스트레스 치료에서 활용되고 있다.

바쁜 직장인들이 일정한 명상 시간을 매일 적극적으로 만들기란 여간 어려운 게 아니다. 그렇지만 마인드풀니스에 기반을 둔 생활방식을 실천하는 것은 가능하다. 마인드풀 상태로 지내려는 자세, 항상 마인드풀 상태에 있으려 하는 마음가짐으로 생활하는 것이다. 다시 말해 하루 생활 속에서 지금 자신이 마인드풀 상태에 있는지 아닌지 계속 돌아보면서, 아니라고 생각될 때는 마인드풀 상태로 되돌리고자 노력하는 것이다. 엘리베이터 안에서, 현관문을 열고 잠글 때, 지하철 안에서 등 매일 일상 속에서 실천하면 습관을 들이기가 쉬워진다.

나의 경우에는 엘리베이터를 기다리거나 타고 있는 동안 그 짧은 시간을 이용해 호흡을 살펴보고 지금 내가 마인드풀 상태인지 확인한다. 호흡이 얕다고 느껴질 때는 등을 쭉 펴고 숨을 입으로 내뱉어 코로 들이마신다. 가슴과 배로 공기가 퍼지는 것이 느껴지면 다시 입으로 가늘게 숨을 내쉰다. 15~20초 동안 호흡에만 주목해도 과도한 긴장을 해소할 수 있다.

강연회 등으로 심신이 긴장하기 쉬운 상태에서는 여지없이 호흡이 얕아진다. 호흡이 얕아지면 이산화탄소가 줄어든다. 이때 일단 숨을 멈추고 발끝으로 선다. 숨을 멈추면 이산화탄소가 많아져 뇌의 솔기핵이 자극되고 세로토닌이 분비되면서 불안과 긴장 상태가 조절된다. 이때 호흡을 다시 관찰하고 가다듬는다. 숨을 들이마시고 싶을

15초 마인드풀니스

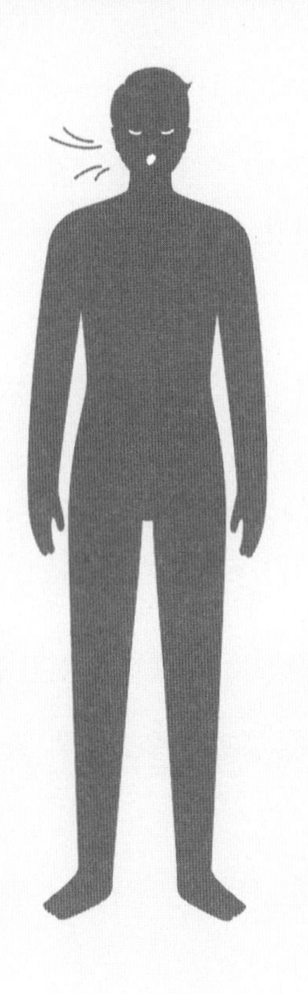

〈호흡하는 법〉

❶ 등 근육을 곧게 편다.

❷ 입으로 내뱉고 코로 들이마신다.

❸ 가슴과 배로 공기가 퍼지는 것을 느낀다.

15~20초 간 호흡에 주목하면서 과도한 긴장을 없애자!

때는 먼저 내뱉는다. 그렇게 하면 호흡이 편안해진다.

마인드풀니스는 몸의 감각에 주의를 기울여 몸을 조절하고 몸으로 의식을 되돌리는 것이다. 마음속에 뭔가 꽉 들어차 있을 때는 자신의 마음을 응시할 여유가 없다. 내 몸에 위협을 느끼거나 스트레스를 받으면 호흡이 얕아진다. 편도체가 자극을 받아 과호흡 양상이 나타나기 때문이다. 호흡에 주목해 천천히 숨을 내뱉으면 편도체를 억제할 수 있다. 복식호흡을 통해 뇌의 대상피질에서 편도체를 조절해 자율 신경을 스스로 조정할 수 있게 된다.

본래 마인드풀니스는 집중력을 키운다거나 생산성을 높이기 위해서와 같이 어떤 특정 효과를 바라고 하는 것은 아니다. '지금, 여기'의 내 몸의 감각에 집중해 호흡을 관찰하고 조정한다. 의식뿐 아니라 몸의 감각을 깨워 반추 사고의 대상을 의식적으로 떨쳐낼 수 있게 한다. 마인드풀니스는 뇌 네트워크의 결합도 조정한다. 마인드풀니스를 지속하면 전전두엽 영역과 해마의 신경 세포의 밀도가 커지거나 감정을 관장하는 편도체가 작아지는 등 뇌의 기질적인 변화가 일어난다. 꾸준한 마인드풀니스는 부정적인 감정 요소를 줄이고, 긍정적인 요소를 증가시켜 주의력이 향상되고 우울함과 불안감이 현저하게 감소된다.

마인드풀니스를 실천하고자 해도 반대로 생각이 뻗어나가 반추 사고에 더 깊이 빠지는 사람도 있다. DMN의 결합이 지나치게 강해져 생각이나 해야 할 일에 사로잡혀 혼자 힘으로는 벗어나지 못하는 경우다.

'내가 지금 명상을 제대로 하고 있는 것인가' 하는 불안에 그마저도 스트레스가 된다. 명상을 하면서 '지금'에 집중하지 못하고 의식이 미래나 과거로 빠져들어 명상하는 자체가 오히려 스트레스가 되는 사람도 있다. 이런 경우에는 TMS 치료로 뇌 네트워크를 어느 정도 회복시킨 후에 마인드풀니스 명상법을 시도하자.

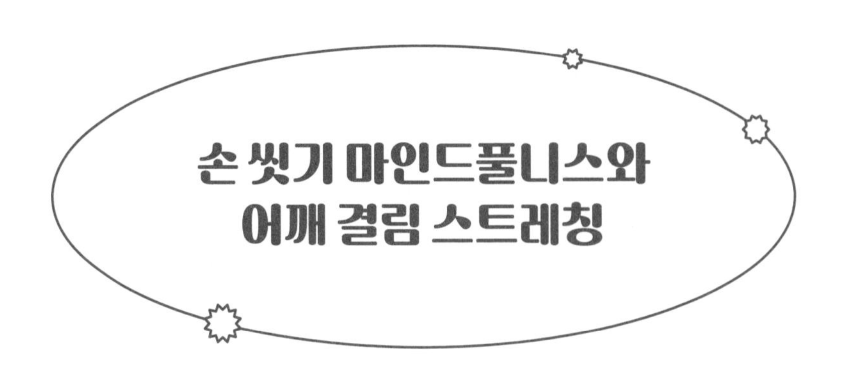

손 씻기 마인드풀니스와 어깨 결림 스트레칭

✸ 손 씻기 마인드풀니스

코로나 팬데믹 이후 전보다 손을 더 자주 씻는 것이 일상이 되었다. 이러한 손 씻기를 마인드풀니스 상태로 되돌리는 시간으로 활용해 보자. 준비할 것은 좋아하는 향의 비누, 손수건이나 타월이다. 손을 위생적으로 씻으려면 약 1분 정도 걸린다. 비누로 10초 간 문지르고 흐르는 물에 15초 헹구는 과정을 2회 반복하면 바이러스가 상당량 줄어든다.

손을 씻을 때는 먼저 물의 온도를 느끼면서 물이 손을 어루만지는

손 씻기 마인드풀니스

물로 씻을 때

❶

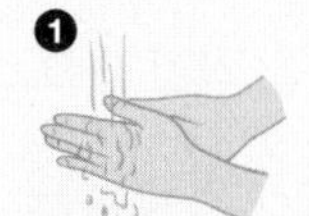

씻을 부위를 흐르는 물에 적신다.

❷

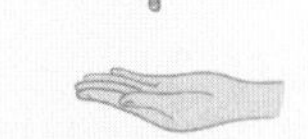

약용 비누 등을 손바닥에 떨어뜨린다.

❸

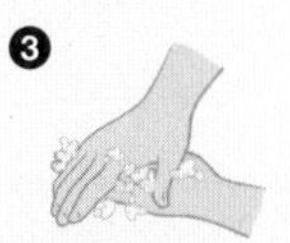

손바닥을 문지른다.

❹

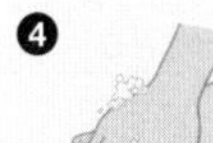

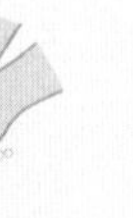

손바닥을 다른 쪽 손등에 포개어 씻는다. 반대쪽도 똑같이 한다.

❺

손가락 사이를 잘 문지른다.

❻

손가락을 잘 문지른다.

❼

엄지손가락 주위를 잘 문지른다.

❽

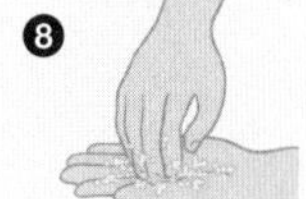

손끝과 손톱을 잘 문지른다.

❾

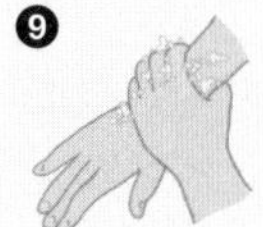

손목을 잘 문지른다.

❿

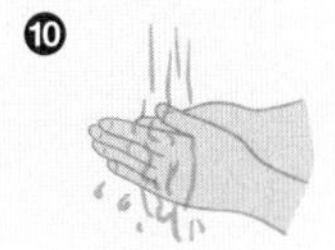

흐르는 물에 씻어낸다.

⓫

타월 등으로 물기를 닦는다.

알코올로 씻을 때

❶

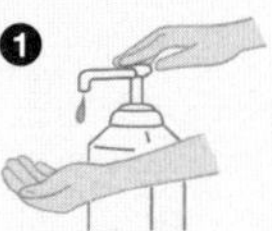

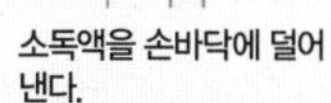

소독액을 손바닥에 덜어 낸다.

❷

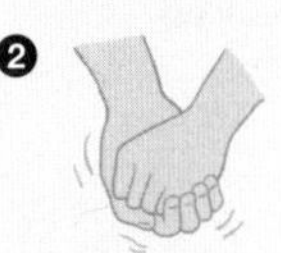

먼저 양손의 손끝에 소독액을 묻혀 문지른다.

❸

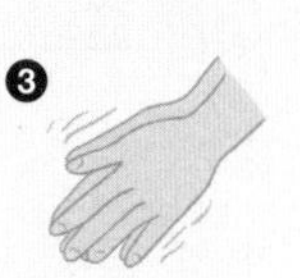

다음으로 손바닥을 잘 문지른다.

❹

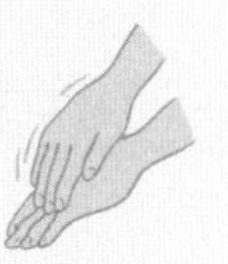

손등도 문지른다. 반대쪽도 똑같이 한다.

❺

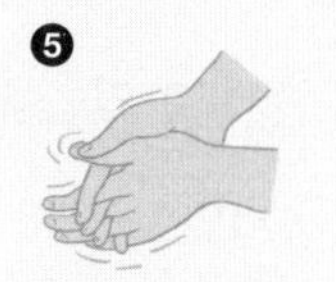

손가락 사이 사이를 문지른다.

❻

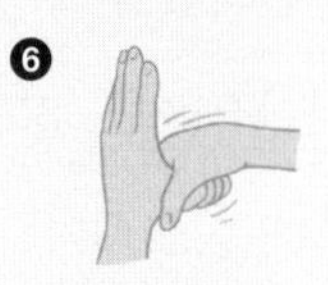

엄지손가락도 문지른다.

❼

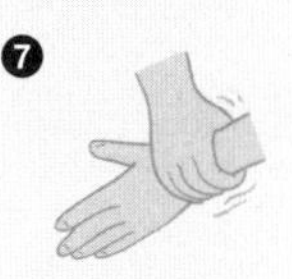

손목도 잊지 않고 문지른다. 마를 때까지 잘 문지른다.

느낌을 느껴본다. 물소리, 물이 손을 타고 흐르는 감촉과 손바닥, 손가락의 사이, 엄지 주위, 손끝, 손톱, 손목을 비누로 문질러 씻을 때는 맞닿는 느낌을 확인하면서 의식을 자기 몸으로 되돌린다. 물로 손을 씻는 동안 나에게 느껴지는 감각과 현재의 나 자신에 집중한다.

손을 씻은 후 물기를 닦을 때는 갖고 다니는 손수건을 이용한다. 손 건조기가 없는 경우도 많고, 일회용 종이 타월도 비치되어 있지 않은 곳도 있다. 젖은 상태는 세균이 증식해 다른 곳으로 옮겨 다닐 수 있으므로 손을 씻고 나서 손에 남은 물기를 방치하면 안 된다. 손을 씻은 뒤에는 물기를 꼼꼼하게 닦아 말끔하게 건조시키자. 그러면 위생적으로 뿐만 아니라 마음까지 깨끗해진다.

✸ 어깨 결림 스트레칭

분명히 일에 집중하고 있었는데 어느 새 딴 생각에 빠져 있거나 신경이 다른 데로 분산되었던 경험은 누구에게나 있을 것이다. 인간이 집중할 수 있는 시간은 어느 정도 정해져 있는데, CEN이 활성화되어 집중력을 유지하는 상태가 지속되면 균형을 맞추고자 DMN이 작동한다.

작업에 집중이 안 될 때는 눈 딱 감고 작업을 중단하는 것이 효율

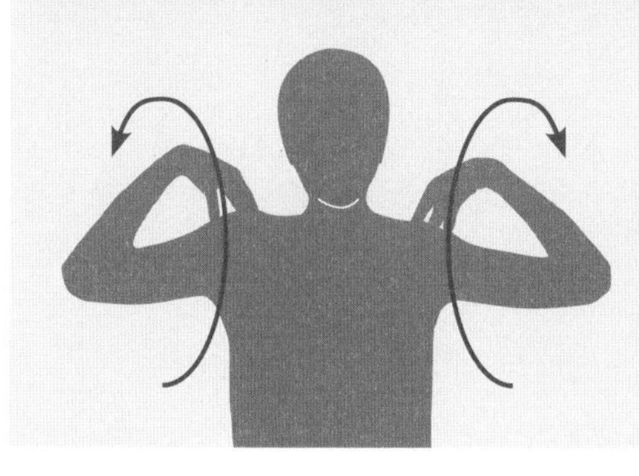

적이다. 특히 계속해서 똑같은 자세로 긴장한 상태에서 일하면, 교감 신경의 활동이 우세해져 어깨에 힘이 들어가게 되고 굳어지기 시작한다.

어깨 결림이 생기면 머리가 조여 오는 근긴장성 두통을 일으키기 쉽다. 두통이 생기게 되면 눈이 피로하고 안구 충혈도 생기며, 집중력과 기억력이 저하되기도 한다. 심한 경우에는 귀울림이나 속이 메스꺼운 증상 등으로 이어져 생활에 지장을 주거나 생산성을 떨어뜨리는 원인이 된다. 일하는 사이사이 어깨 결림을 예방하는 스트레칭을 의식적으로 하자. 이는 몸, 뇌, 마음의 긴장을 풀어주어 업무에 집중할 수 있게 한다.

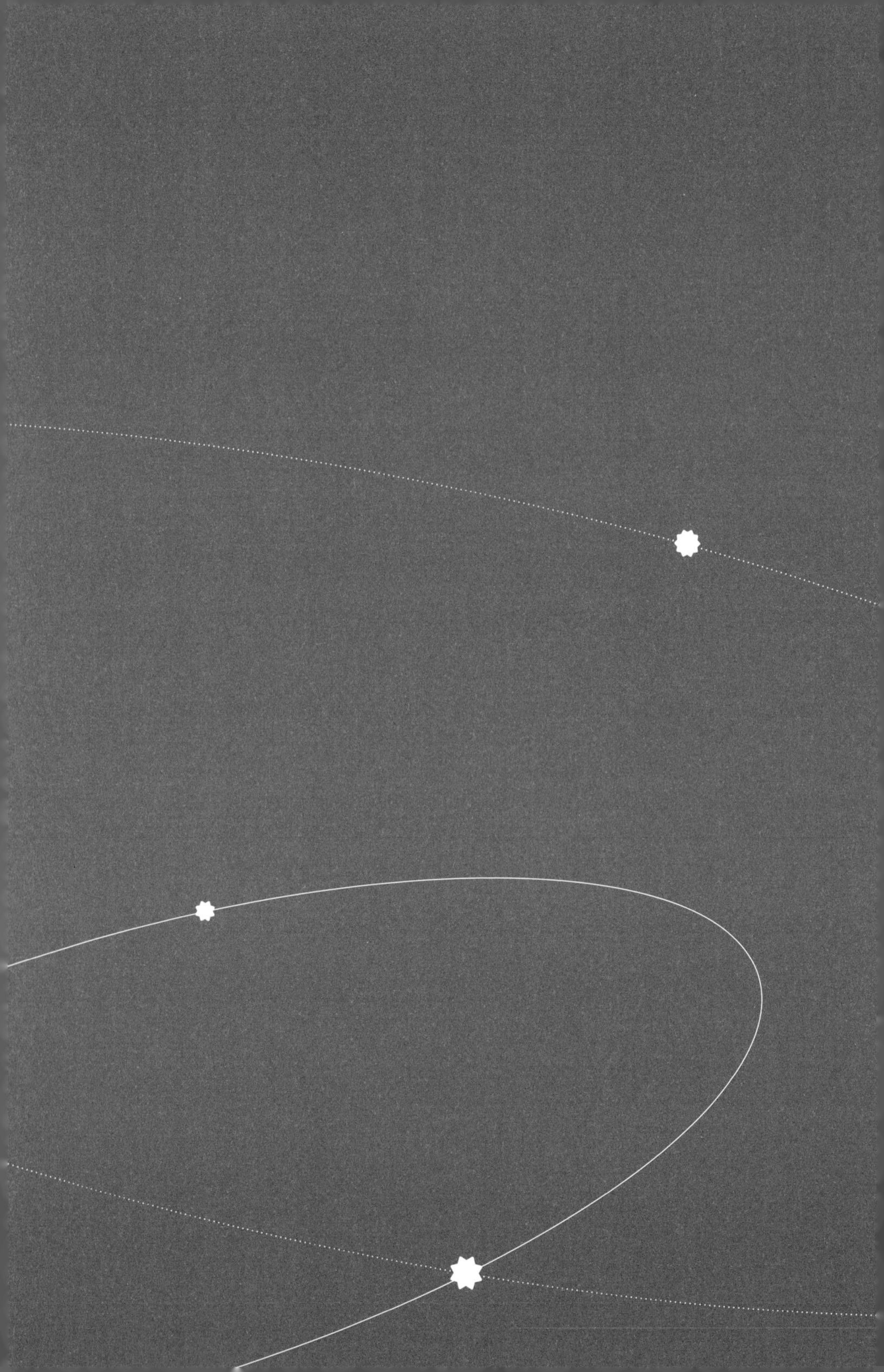

제6장

최고의 수면 투자 4
뇌 사용법

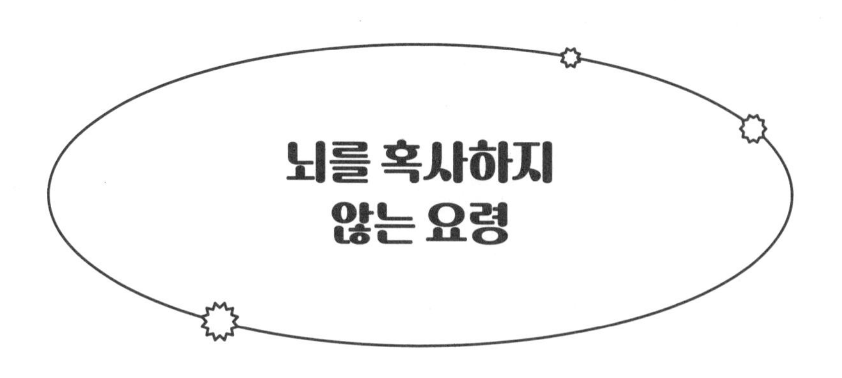

뇌를 혹사하지 않는 요령

인간이 할 수 있는 의사 결정의 양에는 한도가 없다. 그리고 의사 결정을 할 때마다 뇌에 부담을 주게 된다. 꼭 필요한 의사 결정에 뇌를 쓰기 위해서는 불필요한 뇌의 부담을 줄여야 하는데, 이때 일상생활에서 루틴을 만드는 방법이 도움이 된다.

아침에 일어나서 먼저 이를 닦을 지, 샤워를 할 지 선택해야 할 때부터 의사결정이 시작된다. 의사결정을 한다는 것은 동작이 느려진다는 뜻이다. 어느 것이 좋을까, 이쪽이 나을까 생각하는 동안 시간이 흐른다.

침대에서 빠져나오는 데 시간이 걸리는 사람이 많은데, 일단 아침에 침대에서 나와 가장 먼저 무엇을 할지를 루틴으로 정해두자. 집에 도착해서 제일 먼저 할 일도 정해두는 것이 좋다. 정해진 곳에 짐 내려두기, 손 씻기, 솔로 신발 털어내기 등 그 무엇이라도 상관없다.

귀가 후에 침대로 직행하는 사람도 있겠지만, 스마트폰이나 텔레비전이 침대나 소파에서 몸을 뗄 수 없게 만든다. 그렇게 시간을 보내다 불을 켠 채 잠들거나 몸에 무리가 가는 자세로 잠들기도 한다.

'몇 시에 무엇을 한다'라고 명확히 정해두면, 예정보다 늦게 돌아오거나 계획한 시간이 지나버렸을 때 '하지 못한 일'이 스트레스로 돌아올 수 있다. 따라서 귀가 후에 가장 먼저 할 일을 시간을 따지지 않고 정해둔다. 외투 걸기, 신발 닦기, 재활용품 정리 등 이튿날 아침에 기분 좋게 외출할 수 있는 준비로 이어질 수 있는 것이라면 지속하기가 쉬워진다.

루틴은 따로 시간을 낼 필요 없이 일상적으로 하는 일로 정하는 것이 핵심이다. 일기 쓰기, 복근 운동 100회 하기 등 지금 생활에 더해지는 새로운 일이 아니라, 이를 닦고 세수를 하고 머리를 빗는 등 외출하는 데 필요한 최소한의 행동이 좋다. 일상 속 반복된 행동은 머리가 덜 깨어 있을 때도 몸을 움직일 수 있어 움직이는 동안 정신도 깨어나고 몸도 활동 모드로 자연스럽게 전환된다.

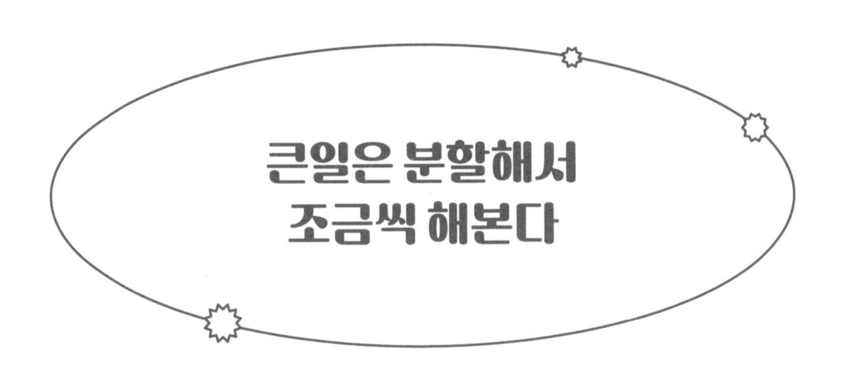

큰일은 분할해서 조금씩 해본다

무언가를 하는 데 하루 종일 걸린다는 것을 알고 있을 때는 좀처럼 손이 가지 않는 법이다. 시간이 꽤 걸릴 것 같은 일은 선뜻 착수하기가 어려워 미루다가 시작하게 된다. 뇌 구조상 사람이 하루에 집중할 수 있는 시간은 보통 1시간, 길어도 4시간 이내로 알려져 있다. 신경 써야 할 외부 자극이 많다면 특히 더 일에 몰입하기가 쉽지 않다.

중요한 일이 있을 때는 머리를 쓰지 않아도 되는 단순 작업과 머리를 써서 집중해야 하는 업무로 나누자. 큰일부터 시작하면 속도가 붙지 않는다. 단순 작업부터 시작해 몸을 움직이면 뇌도 서서히 업무 모드로 조정된다. 집중력이 흐트러져도 머리를 쓰지 않는 단순 작업을 하면 뇌의 다른 부분이 작동한다. 집중력이 필요한 머리를 많이 쓰는 업무를 할 때는 반대로 휴식 시간을 의도적으로 끼워 넣는다. 집안일이나 운동 등 몸을 움직이면서 휴식 시간을 보내자.

직장인의 경우 가장 업무가 잘 되는 시간은 오전 근무 시간이다. 연구 결과에 따르면 오전 10~12시에 가장 집중이 잘 된다고 한다. 이 두어 시간을 철저히 업무에 집중하는 것이 필요하다. 꼭 이 시간이 아니더라도 집중이 잘 되는 시간이 언제인지를 파악해두자.

자료를 만드는 일도 '오늘 15시까지 일단 개요만 정리하자', '내일은 목표만 정리하자' 하는 식으로 업무를 세분화하고 시간을 정해 진행하면 일에 조금 더 수월하게 진입할 수 있다. 꼬박 하루라는 시간을 들여 지칠 때까지 그 일에 매달리느라 정작 해야 할 다른 일에 손도 대지 못하는 일을 막으려면 분할 작업을 권한다.

재택근무를 할 때 일하는 방식으로는 '조금만 해 보기'를 추천한다. 일할 장소를 만들고, 작업 장소에 앉아서 메일 한 통만 답신을 하고, 자료의 첫줄만 쓴다. 무엇이라도 좋으니 일단 착수하게 되면 차츰 의욕이 생겨날 것이다. 시작하지 않으면 의욕도 생기지 않는다. '끝내야 한다'고만 생각하면 어느 순간 끝이 보이지 않는 느낌이 들 수 있다. '할 만큼 하고, 그만해도 된다'는 마음으로 시작해보자.

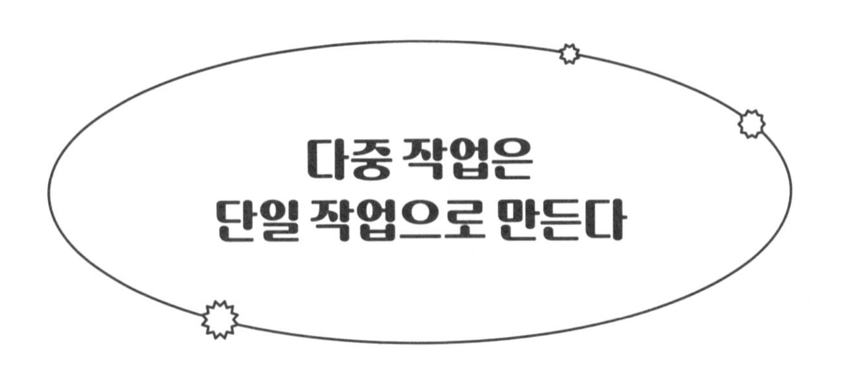

다중 작업은 단일 작업으로 만든다

뇌는 CPU가 하나다. 흔히 '멀티태스킹'이라고 부르는 다중 작업을 하다 보면 두세 가지 일을 동시에 하고 있는 것처럼 보이지만, '지금, 이 순간' 손을 움직이고 있는 것은 눈앞의 일뿐이다. 눈앞에 놓인 일을 하고 있는데, 다른 일이 떠올라 그걸 하려는 것은 눈앞의 일에 집중하지 못했다는 증거다.

과한 업무를 동시에 소화하거나 성격이 다른 업무를 연속해서 해서 한다면 멀티태스킹으로 인한 스트레스는 피할 수 없다. 이런 스트레스를 줄이기 위해서는 잘게 업무를 쪼개서 처리하는 방법을 추천한다.

동시에 두 가지 일을 하는 것이 아니라 기간을 정해서 '10시부터 11시까지는 A', '14시부터 15시까지는 B'와 같은 방식으로 하면, 하루 기준으로는 다중 작업이지만 그 순간은 단일 작업이 된다. 다중 작업을 할 때는 기간을 정하고 시간을 나눠 눈앞의 일에 매진하도록 하자.

회사에서 업무의 우선 순위를 매길 때는 다른 사람과 관련된 것부터 시작하자. 내가 다른 일을 하는 동안 다른 사람이 일을 맡아 진행하도록 하면 좋다. 업무를 하다 보면 일이 많아지고 결국 빠르게 일을 처리해야 하는 순간이 온다. 수시로 오는 문자 메시지, 이메일, 전화 등의 방해로 뇌에 부하가 걸린다. 이럴 때는 산만함을 줄이는 게 먼저다. 나의 생산성이 높은 시간에 오는 연락에 반응하지 않는다는 방침을 세우자. 예를 들어 한 시간 동안은 이메일, 전화, 메시지 모두 반응하지 말고 온전히 중요한 일에 집중한다.

재택근무를 할 때는 일 이외에 취미, 가사, 가족의 생활 소음 등 업무에 불필요하게 주의를 끄는 요소가 많다. 일단 눈앞에 있는 책상 위에는 당장 눈앞의 일에 필요한 자료와 필기도구, 컴퓨터만 남기자. 일과 관계없는 것은 책상 서랍이나 발밑 등 보이지 않는 곳으로 치운다. 일과 관계가 있더라도 당장 눈앞의 작업과 관련이 없다면, 보이지 않는 곳으로 옮겨야 '주의'를 더 절약할 수 있다.

할 일 목록이나 점착 메모지 등 계획한 것을 책상이나 컴퓨터에

붙여두는 사람도 있다. 그런데 그런 것들이 눈에 들어오면 지금 하고 있는 일 이외의 해야 할 일이나 메모 내용에 주의가 쏠려 머릿속은 다중 작업 상태가 된다. 그래서 일에 집중하지 못하고 무엇을 하고 있었는지 길을 잃기도 한다.

할 일 목록은 즉시 꺼내볼 수 있는 수첩에 적어두고 한 가지 일이 끝나면 다시 꺼내보는 습관을 들이자. 또한 시각 이외에 청각이나 후각을 통해서도 주의가 분산된다. 오감의 자극을 통제하기 위해 일할 때 들을 음악이나 아로마 향 등을 정해두면 오감을 활용해 일에 더 집중할 수 있다.

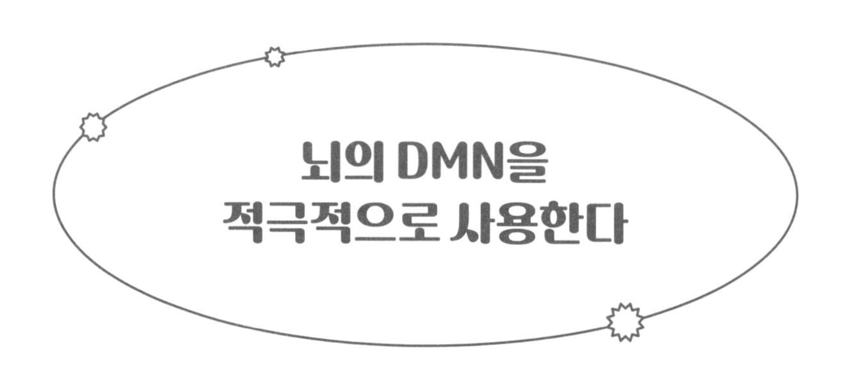

뇌의 DMN을 적극적으로 사용한다

집중력과 관련해 CEN이 아니라 DMN을 사용한다고? 이런 의문이 생길 수 있겠지만 창의적인 일을 할 때는 뇌의 DMN을 활성화시켜야 한다. DMN은 정신을 집중하게 만드는 데 중요한 역할을 한다. 스펀지처럼 주의 산만을 흡수해 단기 임무에 집중시킨다. 또한 DMN은 창의성을 표현하는 데 유용하다. 뇌의 방대한 영역에서 다리 역할을 해서 독창적인 생각을 하게 하고 순발력을 좋게 한다.

나는 심료내과에서 매일 환자들을 만나면서 산업의로서 헬스 케어 사업이나 새로운 의료 서비스 자문 등 여러 가지 일을 병행하고 있다. 다양한 일을 하다 보니 여러 가지 정보를 얻을 기회가 있는데,

A에서 사용한 정보를 B에 반영하거나 C와 조합하는 등 각 정보가 연결되어 아이디어가 샘솟는다. 이로 인해 기발한 생각을 필요로 하는 창의적인 업무가 잘 풀린다.

각각의 일은 마감 기한을 정해두고 집중해서 처리한다. 단 착수했는데도 아이디어가 전혀 떠오르지 않을 때는 다른 일을 한다.

일의 성과는 자신이 아닌 타인이 결정한다. 성과를 내기 위해서는 먼저 정해진 날짜까지 결과가 나와야 한다. 그러려면 마감일 설정하고 기한 내 일을 마치는 것이 중요하다.

나는 걱정이 많은 성격이라 마감 일주일 전쯤 머리 한 구석에 그 일을 띄워놓고 눈앞의 일에 집중한다. 그 상태에서 일상생활이나 다른 일을 하다가 DMN이 작동했을 때 '그 일이었다면 어떻게 생각을 할까?' 하고 머리가 생각하는 대로 둔다. 그렇게 며칠이 지나면 영감이 떠오른다. 우리는 다양한 정보에 둘러싸여 살아간다. 생각하는 시점을 갖고 생활하는 것과 아무 생각 없이 지내는 것은 크게 다르다. 정보의 연결에 의해 번뜩임이 생겨난다. 수일 간 잠재워져 있던 영감은 한층 더 다양한 시점에서 보완되어 정작 일을 시작할 때는 그 영감을 정리하는 작업이 된다.

디지털 기기가 유발하는 뇌 피로

유튜브 동영상이나 SNS 등은 보고만 있어도 머릿속에 많은 양의 정보가 들어오기 때문에, 보는 동안 의미 있는 시간을 보내고 있다고 여기거나 내가 무언가를 하고 있다는 느낌을 갖게 한다. 하지만 넘치는 정보로 뇌가 피폐해져 뇌 피로를 유발하기도 한다.

스마트폰 알람에 깨서 일어난 사람들은 메일과 메신저를 확인하며 하루를 시작하고, 낮 동안 스마트폰이 제공하는 메일 확인, 정보 검색, 게임, 영화, 음악 등 디지털 자극에 파묻힌다. 퇴근해서도 이메일을 확인하고, 스마트폰은 잠자리까지 새 소식을 전해온다. 이처럼 끊임없는 디지털 자극은 뇌를 피로하게 만든다.

입력된 정보량이 많아지면 뇌에서는 그 정보를 다 처리하지 못해 머릿속은 마치 쓰레기장 같은 상태가 된다. 정보를 정리하지 못하는 '뇌 피로'는 전두엽의 기능이 저하된 상태다. 정리를 담당하는 전전두엽은 사고와 의사 결정, 기억과 감정 조절을 관장한다. 이 영역의 기능이 떨어지면 실수가 잦아지고 의사 결정을 그르치게 된다. 초조함 때문에 일에 지장을 주기도 한다.

정보를 찾아야 한다면 일단 시간을 정하자. 재미있어 보이는 동영상이나 기사를 스크롤하기 시작하면 뇌를 불필요하게 사용하고 있는 상태라 할 수 있다. 각종 SNS로 소식을 접하다 보면 '난 뭘 하고 있었나?' 하는 열등감과 무기력에 빠지기 쉽다. 자신이 올린 글이 '좋아요'를 몇 개 받았는지, 이전에 올린 글보다 많이 받았는지 등 주변의 평가에 신경 쓰게 된다. 특히 심리적으로 힘들 때는 SNS의 사용이 정신 건강에 별로 도움되지 않는다.

집중력은 끊겨서 좋을 때와 그렇지 않을 때가 있다. 인터넷이 연결되어 있으면 메일이 왔다는 알림이 오고, 작업 도중에 열어서 답장을 보내게 되니 단일 작업이 슬그머니 다중 작업이 된다. 따라서 정보를 찾는 시간, 채팅이나 메일에 답장을 하는 시간을 명확히 구분해 시간을 활용하는 것이 중요하다.

손 놓기 애매한 시점에 휴식하라

어떤 일에 열중하다 보면 뇌에 피로가 쌓이기 마련이다. 비단 회사 일뿐만 아니라 독서, 공부, SNS 등 모든 것이 다 포함된다. 좋아하는 일을 하고 있으면 피곤하지 않다고 생각해 더욱 몰두하게 된다. 하지만 뇌는 근육과 같아서 즐거운 일이라도 장시간 집중하면 지치기 마련이다. 뭔가에 집중했다가 정신을 차리고 보니 목이 뻣뻣했던 경험이 있을 것이다. 뇌도 마찬가지다. 장시간 계속 썼다면 피로를 느껴 좋은 아이디어가 떠오르지 않는다.

아무리 좋아하는 일이라도 열중한 다음에는 반드시 휴식하자. 몰두하는 시간은 80분을 넘기지 않도록 한다. 번뜩임이 일어나기 좋은 환경은 뇌가 긴장을 풀고 휴식을 취할 때다. 뇌과학에서는 이런 환경을 '탈억제'라고 한다. 다시 말해 번뜩임은 뇌에 대한 억제를 풀기만 해도, 즉 잘 쉬기만 해도 어느 정도 저절로 일어난다는 것이다. 마음이 안정되고 생각이 명확해질 때 몰입을 하면 어떤 아이디어가 떠오르는 경우가 많다.

일하는 중간에 휴식을 하려면 일을 매듭짓기 좋은 타이밍에 쉬는 것이 좋다고들 한다. 하지만 휴식을 해야 한다면 끊어가기 애매한 시점에 할 것을 추천한다. 일단락되는 시점에 일에서 손을 놓으면 뇌는 일이 끝났다고 인식해 다시 처음부터 집중력을 끌어올려야 하기 때문이다.

자르거나 끊어내기 좋은 부분까지 열심히 하고 집중력이 떨어질 때까지 지속할 것이 아니라, 그 전에 집중하고 있는 자르기 애매한 부분에서 멈추는 것이 좋다. 그래야 휴식 후 즉시 리듬을 타서 집중할 수 있어 능률이 좋아진다. 휴식을 하면 CEN에서 DMN으로 뇌 네트워크가 바뀌어 번뜩임이 일어나기 쉬워진다. 자르기 좋은 부분까지 끝내버리면 그 일은 머릿속에서 빠져나가 나중에 지속하기가 어려워진다. DMN을 움직이면 지금 집중하고 있던 일에 더하여 새롭고 더 좋은 아이디어가 떠오르기도 한다. 의식적인 뇌의 작용이 아니라 무의식적인 작용도 최대한 살리면 지금까지 없었던 번뜩임이 생겨날 것이다.

휴일은 자연과 함께, 보이는 곳에 식물을 둔다

작은 시골에서 자란 나는 대도시의 생활이 아직도 익숙하지 않다. 도시에는 자연이 별로 없고 바람이 잎을 스치는 소리도 들리지 않는다. 사람이 북적이는 콘크리트 정글에 오랜 시간 있다 보면 숨이 막히는 느낌마저 들 때가 있다.

자연과 행복도의 연관성에 대한 연구를 보면 자연에 둘러싸여 사는 사람일수록 인생의 만족감과 행복도가 높다고 한다. 평일을 잘 보내는 사람이 휴일도 잘 보낸다. 특히 바쁜 사람들은 일정이 비면 그곳에 또 다른 일정을 채워 넣어 쉴 새 없이 일하는 경향이 있다. 일정이 많고 바쁠수록 미리 휴식을 의도적으로 끼워 넣자.

나의 경우 2주를 기준으로 그 안에 끝내지 못한 일을 할 수 있는 예비일을 둔다. 그리고 2개월에 한 번 정도는 쉬는 날을 만든다. 쉬는 날에는 오가는 중이나 호텔에서 일을 하기도 하지만, 가까운 온천을 찾기도 한다. 휴식할 때에는 무엇보다 인터넷이 연결되지 않는 곳으로 가는 것을 추천한다. 일과 일상생활의 플러그를 잠시 빼두면 평소 얼마나 정보에 넘치고 분주했는지 알 수 있다. 도시에서 살면서 바빠서 보이지 않았던 내 심신 상태와 주변 사람의 존재를 다시 돌아보고, 언제나 응원해주는 사람들의 소중함을 새삼 깨닫게 된다. 그렇게 나 자신을 되찾기 위한 시간을 의도적으로 갖고 있다.

식물은 전전두엽의 활동을 억제해 편도체를 조정하고 심신을 안정시키는 효과가 있다. 휴일에도 편안히 쉬기 어렵다면 집 안이나 일터에 작은 화분을 놓거나 화병에 꽃을 꽂아두자. 계절에 따라 꽃을 바꿔 주면 새로운 향도 즐길 수 있고 방 전체가 화사해진다.

창문을 통해 녹음을 바라보면 긍정적인 에너지가 생긴다. 인근 공원의 나무, 가로수를 바라봐도 좋다. 주변에 녹음이 없다면 베란다에 작은 나무나 풀을 심는 것도 추천한다.

유럽에서는 꽃이 생활의 일부다. 꽃은 집 안쪽보다는 창가에 장식해서 혼자만 즐기는 것이 아니라 동네 사람들, 외부 방문객의 눈을 즐겁게 한다. 꽃이 있는 생활은 나 자신뿐 아니라 이웃, 잘 모르는 누군가까지도 배려할 수 있게 만든다.

사물의 모양, 색상, 움직임 등 눈으로 보는 정보들은 뇌에서 여러 단계를 거쳐 처리된다. 따라서 뇌를 쉬게 하는 손쉬운 방법은 의식적으로 눈을 감아주는 일이다. 눈을 감기만 해도 시각 정보가 줄어들어 피로를 덜 수 있다. 아로마 향기를 이용해 뇌를 쉬게 하는 것도 좋은 습관이다. 연구에 의하면 페퍼민트나 바질 향이 뇌의 피로를 풀어준다고 한다. 라벤더 향도 스트레스 완화에 효과적이다. 다만 향은 사람마다 호불호가 다르니 자신에게 맞는 향기를 찾도록 한다.

생활의 동선을 바꾸는 대청소, 유지를 위한 간단 청소

정리가 필요할 때는 머릿속도 안개가 낀 듯 멍할 때다. 정리가 필요한 일을 많이 만드는 습관이 있어도 그렇다. 머릿속이 개운치 않다면 그런 상태가 되기 쉬운 이유가 있을 것이다.

머릿속이 멍한데 그 원인을 스스로 찾을 수 있을 때와 그렇지 않을 때가 있다. 정리는 스스로 할 수 있는 일이다. 머릿속과 생활환경은 닮은꼴이므로 생활환경을 바꾸면 자연스럽게 머릿속 정리로 이어진다.

뭔가를 정리하고 청소하는 행위가 단순히 위생적인 생활을 위해서만 필요한 것은 아니다. 마음을 정돈하고 성취감을 얻을 수 있는 중요한 심리적 치유 방법 중 하나다.

정리정돈은 뇌의 전두엽이 관장하는 고도의 인지능력을 요구하는 작업이다. 전두엽은 사고력, 기억력, 창의력, 문제해결력 등 논리적인 판단에 관여한다. 눈앞에 잡동사니가 가득하면 우리의 뇌도 산만해진다. 주의를 끄는 물건이 많아지니 일에 몰두하기 힘들어지는 것이다. 반대로 깔끔하게 정리된 공간은 우리 두뇌를 편안하게 만들고, 집중력을 향상시킨다.

대청소는 정리를 필요하게 만드는 습관을 돌아보게 한다. 가구의 위치를 바꾸고, 사용 빈도가 높은 것을 앞쪽에 배치하는 식으로 생활 동선을 고려해 일상생활을 더 편하게 만들기 위한 것이다.

간단한 청소는 그것을 유지하기 위한 별도의 청소다. 자연스레 집 안을 깨끗한 상태로 만들어주는 대청소와 유지를 위한 간단 청소를 조합하면 시간을 많이 들이지 않고 청소에 대한 스트레스 없이 주변을 정리할 수 있다. 방이 깨끗해지면 기분도 좋아지고, 몸을 움직이면 머릿속도 안개 낀 상태에서 벗어나 개운해진다.

여성 호르몬이 유발하는 증상과 생산성

여성 호르몬 때문에 생기는 이상 증세는 프리젠티즘을 유발하는 주요 원인이다. 건강 경영 차원에서 생산성 향상을 고려할 때 앞으로 기업에서는 이 여성 호르몬에 어떻게 대처할지 고민해야 한다.

여성의 생리 주기는 에스트로겐과 프로게스테론에 의해 월경, 난포기, 배란기, 황체기 순으로 변화한다. 여성 호르몬에 따른 증상이라 하면 기업에서는 월경기의 생리통으로 인한 생리 휴가를 떠올릴지 모른다. 월경기에는 생리통 등 월경 곤란증뿐 아니라 생리 이틀째는 기저귀를 착용해야 할 정도로 출혈량이 많은 과다 월경을 경험하는 사람도 있다.

여성 호르몬이 유발하는 증상은 월경기에만 나타나는 것이 아니다. 난포기에는 생리 때의 출혈로 빈혈이 오기도 하고 잠재성 철 결핍을 진단받는 사람도 있다. 여성이 한 번 생리할 때마다 남성의 한 달분에 해당하는 철이 소실되므로 사실상 여성에게는 남성의 두 배에 달하는 철분이 필요한 셈이다.

빈혈이 생기면 현기증으로 몸이 비틀거리거나 가슴이 두근대는 증상이 나타나기도 한다. 빈혈까지는 아니더라도 생리중인 여성은 철이 부족한 잠재성 철 결핍 상태인 경우가 많다. 빈혈과 잠재성 철 결핍 상태는 불임의 원인이 되며 냉증으로 이어질 수 있다. 철은 의욕을 생기게 하는 도파민 등 신경전달물질에 필요한 성분이기도 해서 생리가 끝나면 의욕이 저하된다는 사람도 있다. 출산 후에는 공황 장애를 겪기 쉽고, 잠잘 때 다리가 근질거려서 잠이 안 오는 들뜬 다리 증후군도 철 결핍과 관련이 있다고 알려져 있다.

배란기에 배란통을 경험하는 사람도 있다. 배란통에 대해 의료관계자조차도 잘 알지 못하는 경우가 많은데, 실제로 생리통보다 더 심각한 통증을 느끼는 사람도 있다. 생리통으로는 결근하지 않지만 배란통이 오면 쉰다고도 한다. 그런데 생리 휴가가 적용되지 않고 직장 동료들도 배란통에 대해서는 잘 몰라서 배려해주는 분위기가 아니라고 고민하기도 한다.

생리 시작일에서 거꾸로 계산해 14일간을 황체기라고 한다. 생리

기간이 긴 사람도 있고 짧은 사람도 있는데, 황체기는 기본적으로 생리 전 14일간이다. 황체기에는 복통, 메스꺼움, 부종, 짜증, 불안 등 심신 이상을 일으키는 PMS(월경 전 증후군)가 생긴다. 그중에서도 정서적 증상이 강하게 나타날 때 PMDD(월경 전 불쾌 장애)라고 부른다.

황체기에는 에스트로겐이 줄고 프로게스테론이 증가한다. 프로게스테론은 몸에 수분을 축적해 체온을 올린다. 그래서 프로게스테론이 증가하는 황체기는 체온이 잘 떨어지지 않아 질 좋은 수면을 취하기 어렵다. 생리를 앞두면 자도 자도 계속 졸린다는 사람이 적지 않은데, 이러한 이유 때문이다.

PMDD를 경험한 사람들은 '가만히 좀 놔두면 좋겠는데 그렇다고 본체만체 하면 짜증이 난다', '말이 안 된다는 건 알고 있지만 배우자나 가족, 친구 등 가장 가까운 사람에게 화풀이를 하게 된다', '생리가 시작되면 문득 내가 했던 일을 반성하면서, 내 성격이 이상한 건 아닌지 하는 생각에 우울해진다'라고 호소한다. 이처럼 사소한 것에 서글퍼지고 눈물이 멈추지 않는 등 정서적 증상이 생기기도 한다.

PMS의 원인은 프로게스테론, 수분 저류(순환계나 조직, 흉강이나 복강 등의 신체의 구멍에 수분이 비정상적으로 축적되어 신체기관이 붓는 현상), 자율신경 기능 이상, 세로토닌 분비 장애 등으로 다양하다. 산부인과에서 월경 전 이상 증세에 대해 이야기할 때는 보통 프로게스테론이 원인이라고 하는데, 심료내과에서는 에스트로겐의 영향이 크다고 본다. 에스트로겐은 세로토닌과 관련성이 높아서 에스트로겐이 저하되면 세로토닌도 저하된다. PMDD는 세로토닌 수용체의 감수성이 증가하고 세로토닌의 분비가 저하되어 마음이 크게 불안정해지는 것이다.

여성 호르몬 이상과 관련된 환자들을 많이 진찰해보니 PMS의 문제는 여성 호르몬 변화에 따른 황체기의 문제라기보다는 일상생활 속에서 몸과 마음의 상태나, 일과 가정을 포함해 사회에서 받은 작은 스트레스들이 켜켜이 쌓여 원인으로 작용했을 때가 많다. 여성 호르몬이 유발하는 증상은 정상적인 호르몬의 변화라는 흐름 속에서 나타난다. 생리 전 황체기는 이상 증상의 싹이 나오기 쉬운 기간일 뿐 본래 그 씨앗은 따로 있다.

같은 여성이라도 PMDD를 경험하는 사람과 그렇지 않은 사람 간에는 DMN 결합의 강도에 차이가 있을 수 있다고 한다. 불규칙한 식생활, 수면 부족, 회사에서의 인간관계, 가정 문제 등 작은 스트레스가 끊임없이 쌓이다가 생리를 앞두고 그 싹이 쑥 올라오는 것이다. 작은 증상들이 계속 쌓이면 몸과 마음의 기능 이상으로 이어져 뇌 네트워크에서는 DMN의 결합이 강해진다. 증상이 심했던 환자 중에는 TMS 치료로 생리 전 우울감을 극복하고 스스로를 조절할 수 있게 된 사례도 있다.

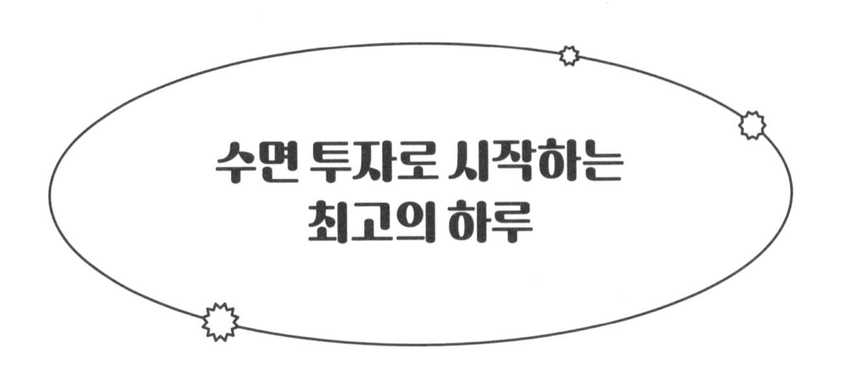

이제까지 소개한 내용을 정리하면서 뇌의 능력을 최대치로 발휘하기 위한 '최고의 하루'를 보내려면 어떻게 해야 할지 소개한다.

✸ 오전 7시 (기상)

아침에 정해진 시간에 일어난다. 눈을 뜨면 커튼을 젖히고 햇볕을 쬐자. 창에서 1미터 이내의 거리에서 5분간 볕을 쬐면 멜라토닌의 분비가 저하된다. 샤워할 때는 욕실의 온도를 높이는 것이 좋다. 그래야 체온이 올라가 교감 신경이 활발해져 잠이 잘 깬다.

아침 식사로는 현미밥과 건더기가 듬뿍 들어간 된장국, 구운 바나나를 먹는다. 말초 시계를 중추 시계에 맞춤으로써 뇌와 몸이 원활하게 움직인다. 출근할 때 한 정거장 전에 내려서 15분 빨리 걷기를 하면 햇볕을 더 확실하게 쬘 수 있다.

✸ 오전 9시 (기상 2시간 후)

기상 2시간 후에 중요한 결정을 하자. 잠자는 동안 기억의 정리와 통합이 일어난다. 그래서 하룻밤이 지나면 자신의 사고는 어느 정도 정리된다. 따라서 결정해야 할 중요한 일이 있다면 머리가 맑은 기상 2시간 후에 일단 결론 짓자.

✸ 오전 11시 (기상 4시간 후)

기상 4시간 후는 머리가 가장 깨어 있는 시간이다. 더 집중이 필요한 일을 한다. 10시쯤에 집중해야 할 일의 밑작업을 하고, 11시경에 시작하면 좋다.

✸ 오후 12~13시 (기상 5~6시간 후)

집중력을 발휘하다가 중간에 손을 떼고 12시쯤에 점심 식사를 한다. 세로토닌의 재료가 되는 트립토판이 많이 들어 있는 생선 요리에 샐러드를 추가해 섭취하자. 먼저 채소부터 먹고, 다 먹으면 꼭꼭 씹는 것을 의식하면서 삼각 먹기를 실천한다.

앞에서 소개한 채소 먼저 먹기 + 삼각 먹기는 혈당치가 급격히 올라가는 것을 막아주고 씹는 동작은 세로토닌의 분비를 촉진한다.

✸ 오후 14시 (기상 7시간 後)

기상 7시간 후에는 머리의 움직임이 둔해진다. 이때 미리 계획된 토막잠을 자자. 계획된 토막잠은 졸리지 않을 때 실행하는 것이 핵심이다. 토막잠을 자기 전에 커피를 마시고 알람을 15분 뒤로 설정해 '15분 후에 일어나기'를 크게 외치고 책상에 엎드려 눈을 감는다.

✸ 오후 15시 (기상 8시간 後)

기상 8시간 후는 단순 작업하기 좋은 시간대라 이메일 업무를 처리한다. 능률이 오르지 않으면 아몬드나 치즈 등 트립토판이 많은 음식을 소량 섭취하자. 기분전환에 도움이 될 것이다.

✸ 오후 17~18시 (기상 10~11시간 後)

기상 10~11시간 후는 생리적으로 체온이 가장 높아지는 시간대이므로 기억력이 좋아진다. 암기해야 할 것이 있다면 이때 하자. 퇴근길에 졸음이 온다면 의자에 앉지 말고 등근육을 편다. 그리고 한 정거장 전에 내려 15분간 빨리 걷기 등 유산소 운동을 하면 체온을 높일 수 있다. 이 시간대는 목밑샘 호르몬도 잘 분비되어 대사가 원활해져

다이어트에도 최적이다. 바빠서 운동할 여유가 없다면 의도적으로 위층 화장실을 이용하며 계단 오르내리기를 휴식에 끼워 넣는다.

✸ 오후 20~21시 (이튿날 아침 식사 10시간 전)

저녁 식사는 다음 날 아침 식사 시간과 10시간 이상 간격을 둔다. 식사는 앞에서 언급했듯이 채소 먼저 먹기 + 삼각 먹기를 한다. 채소를 먹고 나서 30분 있다가 당분을 섭취하는 것이 혈당 조절에 도움이 된다.

그렇기에 저녁에 유산소 운동을 하고 샐러드를 먹고, 30분 후에 저녁 식사를 하는 것이 바람직하다. 야근 등이 있을 때는 저녁에 회사에서 주먹밥이나 샌드위치 등 탄수화물을 섭취하고, 귀가 후에 스프나 샐러드 등 소화에 부담이 없는 것을 먹는 분할식을 실천하면 위장이 편안해져 밤잠을 방해하지 않는다.

자기 전에는 가능하면 알코올 섭취를 피한다. 술을 마시고 싶을 때는 마시기 전 물을 한 컵 마시고, 물과 알코올을 1:1의 비율로 해서 현명하게 마시는 습관을 기르자.

✸ 오후 21~23시 (기상 14~16시간 후)

잠자기 2시간 전부터는 텔레비전, 스마트폰, 컴퓨터 등 전자기기를 꺼둔다. 취침 1~2시간 전에 입욕하면 체온이 잘 조절되어 수면의 질이 좋아진다. 이때 욕실 등은 끄고 탈의 공간의 불만 켜둔 상태에서 기분 좋은 온도의 온수에 몸을 담가보자. 자율 신경을 바로잡기 위해 팔과 다리에 냉수와 온수를 교대로 3세트 붓는 교대욕을 해도 좋다.

욕조에서 나와 10분 이내에 마사지를 하면서 보습을 해준다. 보습은 피부에 수분이 남아있는 상태에서 하는 게 좋다.

입욕을 끝냈다면 방을 조금 어둡게 한다. 조명등은 흰색보다는 오렌지색 전구를 쓰는 것이 좋다. 방 온도는 에어컨을 켠 상태에서 26~27도 정도가 적당하다. 스트레칭(호흡과 맞춰 앞으로 구부리는 자세 등)을 하거나 책을 읽거나 아로마 향을 피우는 등 전자기기와 일에서 해방되어 좋아하는 것을 하면서 시간을 보내자. 그러다가 졸음이 오면 침대로 들어가 수면 투자를 시작한다.

맺으며

나는 심료내과의로서 마음뿐 아니라 몸도 중시한다. 인생에는 산도 있고 계곡도 있다. 기쁜 일, 슬픈 일 등 갖가지 일을 경험하게 되고, 살아가는 한 내가 예측하기 힘든 마음의 파동이 인다. 마음이 일렁이면 아무리 마음을 조절하려 해도 안 될 때가 있다.

수면 투자는 일이 바쁠 때 마음을 바로잡고 몸을 움직이게 해준다. 마음의 파동과 몸의 파동은 서로 연결되어 있다. 마음에 안정을 찾고 싶을 때는 마음의 파동을 조절하는 데 초점을 맞추지 말고 일단 몸의 파동을 안정시키는 데 집중해야 한다.

나는 연구의가 아닌 임상의로서 대학병원이 아닌 작은 의원에서 환자를 본다. 대학병원은 치료되지 않는 사람도 진단하고 분석해 그 사람뿐만이 아니라 같은 상황에서 괴로움을 겪게 될 환자를 치료하는 진료와 연구를 한다. 반면 의원에서는 제일선에서 눈앞의 환자를 더 빠르고 효과적으로 치료하는 것을 최우선으로 한다.

심료내과 영역은 환자가 진료에 의존하게 만들어 자립을 방해할 가능성도 있다. 어떻게 환자가 스스로 일어설 수 있도록 도움을 주고 병원을 졸업하게 할 것인가. 나의 클리닉에서는 일하는 사람들이 더 이상 약에 기대지 않도록 성장 의료를 시행하고 있다. 혼자 힘으로 인생을 걸어 나가기 위해서는 스스로가 마음을 바로잡을 수 있어야 한다.

증상이 개선된다 해도 커다란 문제로부터 인생을 되찾아 주는 것을 뜻하지는 않는다. 약과 TMS 치료로 뇌를 개선해봐야 생활이 바뀌지 않는다면 다시 재발하고 만다. 고된 인생을 잘 헤쳐 나가고자 하는 이들의 삶을 의료인으로서 어떻게 도울 수 있을까? 의사로서 나는 의학을 사회에 적절히 환원해 더 나은 인생의 길을 스스로 걸을 수 있게 회복시키는 것을 목표로 하고 있다. 앞으로도 환자가 혼자 힘으로 치유해 나가면서 인생을 되찾을 수 있도록 진찰에 임하려 한다. 그와 동시에 이 책을 읽게 될, 당장은

별 문제 없지만 자신의 능력을 더 끌어올리고 싶어 하는 사람들에게도 도움이 되었으면 한다.

대개 진료는 특정 질병이 있거나 컨디션이 나쁠 때와 같이 좋지 않은 동기에서 시작된다. 많은 이들이 부정적인 것에는 눈을 돌리고 싶어 하지 않는다. 그보다 '건강'이나 '의욕'과 같은 긍정적인 동기 부여로 시작하는 진료가 널리 퍼질 수 있다면 의료와 헬스 케어는 그 범위가 더 확대될 수 있으리라 본다.

생활 습관병으로서의 우울증을 치료할 때는 흥미롭게도 컨디션이 나쁠 때 실천하면 좋은 행동과, 성과를 높이고 싶을 때 하면 좋은 행동이 동일하다. 인간이 행동을 바꿀 때는 그것이 좋거나 또는 싫어서일 때뿐이다. 앞으로의 헬스 케어는 몸이 아픈 사람에게만 적용되는 것이 아니라 건강에 적신호나 두려움을 갖고 있지 않은 사람까지도 아우를 수 있어야 한다.

이 책에서는 바쁜 사람도 일상 속에서 조금만 의식하면 실천할 수 있는 내용을 중심으로 다루었다. 일찍 자고 일찍 일어나기, 균형 잡힌 식사, 스트레스 해소 등과 같은 이상적인 생활은 존재하지만, 바쁜 사람들은 '일찍 자기'에서부터 이미 좌절한다. 현장에서 환자를 보면서 각기 다른 생활로 바삐 보내는 사람들이 매일, 매순간 속에서 자신의 심신을 바로잡을 수 있는 방법을 중심으로 설명했다. 이러한 실천이 쌓이고 쌓이다 보면 결국 인생 전체를 지탱해주는 바람직한 투자가 될 것이다.

더 높은 업무력을 유지하기 위해 지금 하고 있는 노력이 그 사람의 미래 건강을 지켜주는 것으로 직결된다. 이는 곧 의료비를 절감할 뿐만 아니라 국가의 앞날과 미래의 아이들을 살리는 것으로도 이어지게 될 것이다.

다나카 카나타

참고문헌

〈생리심리〉 31권 2호, 2013, 저녁형 사회의 수면 문제, 호리 타다오.

〈잠과 매니지먼트〉 3권 2호, 2016, 일하는 사람들의 수면 부족과 인지 기능: 좋은 잠의 중요성, 구보 토미히데, 다카하시 마사야.

〈수면 의료〉 3권 3호, 2009, 노동자의 졸음과 선잠의 의의, 하야시 미쓰오.

〈수면 의료〉 5권 3호, 2011.

〈건강을 위한 수면 지침〉 2014, 후생노동성 건강국.

第32회 일본사회정신의학회 심포지엄Ⅲ, 수면과 그 관련 질환에 관계된 사회·정신의학적 문제: 직장에서의 수면 문제, 다카하시 마사야.

일본미병시스템학회 잡지, 22(1):64~67, 2016, 요리를 먹는 순서와 혈당치 차이에 대한 검토, 가와사키 미야코, 사사게 소노코, 하시모토 미치코, 후카가와 다카요, 가토 메구미, 나카다 노리코, 하세가와 유미, 이시가와 에이코.

Keul J al. Akt Ernaehr 7:7~14, 1982.

Aya Maekawa, Sadako Norimatsu: The Impact of Long Night Shifts on Nurses' Ability to Recognize Facial Expressions.

Kuniyuki Niijima and Shigefumi Koike: Problems with Sleep Disorders in Relation to Driving.

https://www.atpress.ne.jp/news/138003

수면 투자
하버드 최고의 수면법

초판 1쇄 인쇄 2022년 5월 23일
초판 1쇄 발행 2022년 5월 30일

지은이 다나카 카나타
옮긴이 장은정
펴낸이 정용수

편집장 김민정 **편집** 조혜린
디자인 김민지
영업·마케팅 김상연 정경민
제작 김동명 **관리** 윤지연

펴낸곳 ㈜예문아카이브
출판등록 2016년 8월 8일 제2016-000240호
주소 서울시 마포구 동교로18길 10 2층
문의전화 02-2038-3372 **주문전화** 031-955-0550 **팩스** 031-955-0660
이메일 archive.rights@gmail.com **홈페이지** ymarchive.com
인스타그램 yeamoon.arv

ISBN 979-11-6386-093-8 (03510)

㈜예문아카이브는 도서출판 예문사의 단행본 전문 출판 자회사입니다.
널리 이롭고 가치 있는 지식을 기록하겠습니다.